# Die mechanische Behandlung der Nervenkrankheiten

## (Massage, Gymnastik, Übungstherapie, Sport)

Von

### Dr. Toby Cohn
Nervenarzt in Berlin

Mit 55 Abbildungen im Text

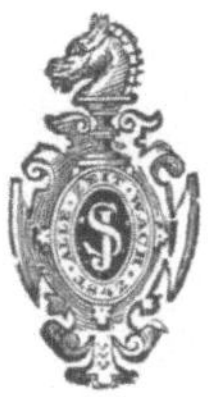

Springer-Verlag Berlin Heidelberg GmbH

1913

ISBN 978-3-662-24045-8      ISBN 978-3-662-26157-6 (eBook)
DOI 10.1007/978-3-662-26157-6
Copyright 1913 by Springer-Verlag Berlin Heidelberg
Ursprünglich erschienen bei Julius Springer in Berlin 1913.
Softcover reprint of the hardcover 1st edition 1913

# Vorwort.

Dieses Buch stellt eine Umarbeitung und Erweiterung meines Artikels „Mechanotherapie" im Handbuch der Neurologie (herausgegeben von Lewandowsky, Berlin, Julius Springer) dar. Die Umarbeitung bezieht sich teils auf die allerdings nicht sehr beträchtlichen Fortschritte der Spezialwissenschaft seit Erscheinen jenes Artikels, teils auf eine dem neuen Zwecke angepaßte Umordnung, Gruppierung und Ergänzung der einzelnen Kapitel. Die Erweiterung betrifft 1. die Hinzufügung eines Kapitels über Übungstherapie im allgemeinen Teile sowie spezieller Abschnitte über die Übungsbehandlung bei Tabes und Tic, 2. eine wesentliche Bereicherung des Kapitels über Massage und Gymnastik bei den verschiedenen Lähmungen, 3. die Einführung eines speziell für Nervenkrankheiten anwendbaren, von dem üblichen („schwedischen") sinngemäß abweichenden gymnastischen Systems, der isolierten Muskelgymnastik, die alle praktisch wichtigen Bewegungen und die zu ihrer Einübung zu befolgenden Übungsregeln umfaßt, 4. eine Vermehrung der Abbildungen, sowohl derjenigen, die Massagehandgriffe betreffen, als derer gymnastischer und übungstherapeutischer Apparate, 5. die Zufügung eines umfangreichen Kapitels über Sport bei Nervenkrankheiten. Es existiert meines Wissens bisher keine zusammenfassende oder überhaupt eingehendere Darstellung dieses Gegenstandes, und ich war — bis auf die im Text erwähnte, ziemlich dürftige Literatur — bei der Bearbeitung dieses Kapitels fast ganz auf mich selbst gestellt. Das war für mich um so empfindlicher, als meine persönlichen Beziehungen zum Sport sich fast lediglich auf meine an anderen gewonnenen — allerdings ausgedehnten und ungewöhnlich günstigen — ärztlichen Erfahrungen beschränken. Wer selbst systematisch den Sport oder auch nur einem Sport huldigt, wird voraussichtlich manches anders ansehen und beurteilen, als ich es konnte. Um so freudiger habe ich es begrüßt, daß mein früherer Mitarbeiter, der Kinderarzt Herr Dr. Walter Sochaczewski in Berlin-Pankow, ein in allen Sätteln gerechter Sportsmann, mir seine Kenntnisse und seine Hilfe bei Bearbeitung dieser Materie in freundlicher und ausgiebiger Weise zur Verfügung gestellt hat. Ich muß ihm freilich für manche sportlichen Einzelheiten die Verantwortung überlassen, die er auch gern übernimmt; in allen wesentlichen Punkten aber wird — so hoffe ich — durch unser Zusammenarbeiten etwas Ersprießliches und Brauchbares entstanden sein.

Mancher Leser dieses Buches erwartet vermutlich von mir auch eine Stellungnahme zur „Nervenpunktmassage" von Cornelius. Ich habe über diese Behandlungsart im Kapitel „Neuralgie, Myalgie" dasjenige mitgeteilt, was nach Abzug phantastischer Hypothesen und unkontrollierbarer Heilungsberichte an wissenschaftlicher Ausbeute übrig bleibt. Es ist freilich — wie mir alle, die nicht eingeschworene „Punktmasseure" sind, zugeben werden — herzlich wenig. Bei aller Objektivität, die ich mir bewußt bin auch diesem Verfahren stets entgegengebracht zu haben, und die ich unter anderem seit Jahren durch zeitweises Überlassen meines poliklinischen Materials zu therapeutischen Zwecken an Corneliussche Schüler beweise, habe ich angesichts des nackten Empirismus, der die Publikationen dieser Schule kennzeichnet, bisher keine Veranlassung gefunden, meinen ablehnenden Standpunkt aufzugeben. Ich bin gewiß der letzte, der die Schwierigkeiten des Nachweises materieller Wirkungen in der physikalischen Therapie verkennt und die Notwendigkeit der Erfahrung in Abrede stellt. Aber die Erfahrung darf, wenn sie nicht auf das Niveau der „nichtapprobierten Heilkünstler" und „Empiriker" heruntersinken soll, nicht ohne jede physiologische Grundlage frei in der Luft schweben. Der Arzt, der dieses Prinzip verläßt, löst sich von allen anerkannten Grundsätzen naturwissenschaftlicher Forschung.

Herrn Professor Schütz bin ich für die Überlassung von Clichés der in seinem medikomechanischen Institut verwendeten Zander-Apparate besonders dankbar.

Berlin, Januar 1913. **Toby Cohn.**

# Verzeichnis der Abbildungen.

VIII

# I. Teil. Allgemeine Mechanotherapie.

## 1. Kapitel.

## Einleitung. Allgemeine Regeln für Massage und Gymnastik.

Es ist eine alte Streitfrage, ob die Mechanotherapie ein Gebiet ist, dessen praktische Bearbeitung ausschließlich dem Arzte reserviert werden muß, oder ob sie auch Laien zugänglich sein soll. Tatsächlich hat sich in den meisten Ländern — auch in Deutschland — eine besondere Klasse von Gewerbetreibenden gebildet, deren Mitglieder sich mit der Anwendung der Massage beschäftigen; in den nordischen Ländern liegt auch die Gymnastik, die bei uns vorwiegend in den mediko-mechanischen Instituten, Kliniken, Sanatorien usw. ausgeübt wird, in Laienhänden. Die Stellung der Autoren zur Frage dieser Masseure oder Gymnasten ist nicht gleichmäßig. Während manche (z. B. Hoffa) ein Verbot jeder Laienmassage fordern, geben andere (Kleen, Zabludowski usw.) den Laien [1] einen großen Teil der praktischen Mechanotherapie preis, verlangen nur ärztliche Überwachung und Indikationsstellung und reservieren dem Arzte gewisse Spezialgebiete. Die Nervenkrankheiten gehören zum größten Teil zu den Reservaten, die nach allgemeinem Urteil ärztliche Vorbildung verlangen: die Behandlung einer Neuralgie, einer Atrophie, einer Beschäftigungsneurose, der Impotenz usw. durch Laien ist, wenn nicht gänzlich unstatthaft, so doch mindestens unzureichend.

Dem Laien fehlt nicht nur die Möglichkeit zur Stellung der Indikationen und Kontraindikationen, sondern er hat selbst bei ärztlicherseits vorgeschriebener Marschroute nicht die ausreichenden anatomischen, physiologischen und klinischen Kenntnisse zur Hand, um z. B. bei einer Neuralgie einen Massagehandgriff genau auf den Schmerzpunkt lokalisieren oder um bei Widerstandsbewegungen eines bestimmten Armmuskels die Funktion grade dieses Muskels unterstützen zu können, oder um schließlich bei einem während der Sitzung eintretenden unerwarteten Ereignis (Schmerzanfall, Ohnmacht, epileptischem Insult usw.) schlagfertig das richtige Verhalten zu finden. Vielleicht ist das Gefühl der eigenen Unsicherheit und die Absicht sie zu verbergen, der Grund,

---

[1] Zabludowski, Ewer u. a. befürworten übrigens auch die Beschäftigung von Blinden mit Massage.

daß viele (man kann wohl sagen: die meisten) Laienmasseure sich wenigstens gelegentlich dazu hinreißen lassen, den Patienten auf ihre Klagen und Fragen statt der einzig richtigen Verweisung an den Arzt irgendwelche aus dem Abgrund ihrer volksmedizinischen Ignoranz geholten Antworten und Belehrungen zu geben („versetzte Blutknötchen", „Blutstockungen", „Wassersucht", Gebrauch von „Pferdemark" usw.), die den ärztlichen Auffassungen schnurstracks zuwiderlaufen und in ihrer halbnaiven Plumpheit grade bei Patienten mit funktionellen Nervenkrankheiten (Hysterischen, Hypochondern, Leuten mit Zwangsvorstellungen) nicht selten großen, hin und wieder selbst irreparablen Schaden anrichten.

Sind das Gründe genug gegen die Laienmassage bei Nervenkrankheiten, so kommt dazu als weiteres Moment die Tatsache, daß grade die Heilerfolge der Mechanotherapie (bei Nervenkrankheiten wie bei anderen Leiden) so allgemein anerkannte und in die Augen fallende sind, daß die Ärzte gewiß unrecht tun, diesen Teil der ärztlichen Tätigkeit aus den Händen zu geben und nichtärztlichen „Krankenbehandlern" zu billigen Triumphen zu verhelfen. Und dabei fällt für den massierenden Arzt aus der Massage noch ein weiterer Vorteil gleichsam als Zugabe mit ab. Man hat von jeher über die Masseure gespöttelt, die überall „Strängchen und Knötchen" fühlen. Man braucht nicht auf dem Standpunkt von Cornelius zu stehen, der in der Mehrzahl der funktionellen Nervenkrankheiten und noch in vielen anderen palpable Knötchen findet, um diesen Spott als unberechtigt abzulehnen. Während des Massierens palpiert die Hand fortdauernd und unwillkürlich, und die Folge davon ist nicht nur ein leichteres Herausfinden etwaiger Veränderungen im speziellen Falle, sondern auch eine Hebung der Palpierfähigkeit überhaupt, die dem Arzte für seine Tätigkeit auf anderen Gebieten zugute kommt[1]).

Als Entschuldigungsgrund für die Unmöglichkeit der Abschaffung der Laienmassage wird in der Regel angeführt, Zeit und Kraft des Arztes seien zu kostbar, um für die Massage verwendet zu werden, zumal der Arzt sich mit der für den Laien ausreichenden Entschädigung seiner Leistung nicht begnügen könne. Dagegen läßt sich zurzeit wenig einwenden, wenn auch als feststehend anzusehen ist, daß 1. richtig lokalisierte und dosierte Massage viel weniger Zeit und Kraft erfordert als die übliche Laienmassage, in der die mangelnde Qualität durch Quantität ersetzt zu werden pflegt, und daß 2. die Honorierung der Laienmassage, wenigstens in den Großstädten, oft nur unbeträchtlich hinter der durchschnittlichen Honorierung ärztlicher Leistungen zurückbleibt.

Wenn man das alles zusammenfaßt, so kommt man dazu, die Laienmassage nur als einen leider praktisch noch nicht zu beseitigenden Notbehelf anzusehen, dessen baldige Verdrängung durch ärztliche Arbeit sehr wünschenswert wäre. Vor allem ist zu fordern, daß sie auf diejenigen Fälle beschränkt bleibe, in denen von genauer Lokalisation abgesehen

---

[1]) Vgl. Toby Cohn, Vorwort zu „Die palpablen Gebilde des normalen menschlichen Körpers und deren methodische Palpation" (s. Literaturverzeichnis).

werden kann (sog. schematische Massage, s. unten), und daß sie immer unter ärztlicher Anleitung, nach genauer ärztlicher Indikationsstellung und unter ärztlicher Kontrolle stattfinde. Den Masseuren ist bei Nervenkranken ein Raterteilen an die Patienten oder ein Beantworten medizinischer Fragen sowie überhaupt alles überflüssige Reden streng zu untersagen; Zuwiderhandelnde sollten von Ärzten nicht mehr beschäftigt werden.

Von der Gymnastik gilt ähnliches, soweit es sich um manuelle und besonders um isolierte Muskelgymnastik handelt. Zur Überwachung der an Maschinen arbeitenden Patienten ist die Anwesenheit eines Arztes zwar gleichfalls zweckmäßig, schon um bei unerwünschten Zwischenfällen Hilfeleistung zu ermöglichen. Immerhin kann bei öfterer Wiederholung der gleichen Übungen Hilfspersonal als ausreichend angesehen werden.

Der Patient muß zur Massage den zu behandelnden Körperteil entblößen. Es ist stellenweise, z. B. in gewissen Sanatorien, üblich, zur Schonung des Schamgefühls, namentlich bei Frauen, über Trikots zu massieren. Diese Methode ist zu verwerfen, weil sie die physiologische Wirkung der Handgriffe fast bis zur Vernichtung abschwächt, weil sie das Palpieren während der Massage außerordentlich erschwert, und weil sie endlich etwaige Schädigungen durch die Massage oder Kontraindikationen gegen dieses Verfahren übersehen läßt. Es ist also das Massieren des bekleideten Patienten als fast ausschließlich suggestives Verfahren anzusehen. Bei diskreter Entblößung ist überdies nicht einzusehen, warum grade die Massage und nicht z. B. die Elektrisation auf das Schamgefühl so überzarte Rücksicht nehmen soll. Vibration und Beklopfung können zur Not über einer dünnen Kleiderschicht ausgeführt werden.

Das zu massierende Gebiet wird am besten vorher leicht eingefettet, um die Reibung zu überwinden. Man nimmt Vaseline (weiße ist wegen der größeren Reinheit vorzuziehen) oder Lanolin, manche bevorzugen Öl oder Seife, andere Puder; zur Gesichtsmassage werden auch parfümierte Salben (Cold cream usw.) verwendet. Wenn die Infektion von Haarbälgen und Talgdrüsen vermieden werden soll, kann auch Borsalbe benutzt werden. Zu starke Einfettung empfiehlt sich nicht, wenn örtliche Friktionen (s. u.) gemacht werden müssen: die reibenden Finger gleiten sonst leicht ab. Der Masseur muß seine Fingernägel kurz schneiden. — Die zu massierende Körperregion muß so gehalten werden, daß die Muskulatur erschlafft ist. Besonders zum Kneten von Muskeln ist das unbedingtes Erfordernis.

Die gymnastischen Übungen werden vom Patienten am besten entweder völlig unbekleidet (resp. mit Badehose) oder doch in bequemer, leichter, nirgends beengender Kleidung ausgeführt. Männer wählen dazu entweder Nachthemd und Unterbeinkleid oder Schlafanzug (Pyjama) oder auch Turnanzug, Frauen eine sog. Combination (Beinkleid mit angeschlossener Jacke) oder Reformbeinkleid mit loser Bluse. Korsett ist absolut zu verbieten. — Der beste Ort für gymnastische Übungen, wenn sie nicht im Freien — z. B. in Verbindung mit Luftbad —

ausgeführt werden können, ist eine große, gut ventilierte Halle, auch
ein breiter Korridor, eine Diele oder dgl., jedenfalls ein möglichst großer
Raum, der genügend Platz für Arm-, Rumpf- und Beinbewegungen
bietet.

Die frühen Morgenstunden sind zweifellos sowohl für Massage
als für Gymnastik die günstigste Zeit. Mindestens sollten beide nicht
nach einer größeren Mahlzeit, Gymnastik auch nicht bei Ermüdung vorgenommen werden. Über die Dauer der einzelnen Sitzung lassen
sich bei beiden Verfahren keine generellen Regeln aufstellen. Indessen
steht fest, daß die Laienmasseure in der Regel zu lange massieren. In
der Besprechung der Mechanotherapie bei einzelnen Nervenkrankheiten
wird über die Dauer sowohl der Massage als der Gymnastik das Nötige
gesagt werden.

Massage und Gymnastik werden in der Mehrzahl der Fälle kombiniert angewendet, und zwar in der Art, daß zuerst massiert wird
und die gymnastischen Übungen nachfolgen. Man nimmt an, wie
bald gezeigt werden wird, daß durch die Massage eine Durchtränkung
der Gewebe, eine Anregung der Zirkulation, eine Beseitigung von Er-
müdungsstoffen und eine direkte Einwirkung auf den Stoffwechsel
des Muskels stattfindet, was die Gymnastik vorbereitet und erleichtert.
Eine beliebte Kombination ist auch die der mechanotherapeutischen
mit hydro- oder thermotherapeutischen Verfahren. Manche
Autoren empfehlen z. B. das Massieren unter gleichzeitiger örtlicher
Applikation einer Dampfdusche; gewöhnlich werden auch die russisch-
römischen Bäder durch Massage eingeleitet und geschlossen. Die ge-
eignetste Reihenfolge, wenn man die Methoden nacheinander anwenden
will, ist die, daß man mit Thermo- oder Hydrotherapie beginnt, dann die
Massage folgen läßt und mit Gymnastik schließt. Über Kombination
der Massage mit Elektrotherapie vgl. den Abschnitt über „Instrumentelle Massage".

**2. Kapitel.**

# Massage (Technik und Wirkung).

### Technik der Massage-Handgriffe (manuelle Massage).

Man unterscheidet von altersher vier Massage-Handgriffe, die,
seit Mezgers Zeiten unter den französischen Bezeichnungen verbreitet,
aber jetzt auch unter den deutschen Benennungen bekannt sind:
1. Streichung (Effleurage), 2. Knetung (Pétrissage), 3. Klopfung
(Tapotement), 4. Reibung (Frictions). Dazu sind in späteren Jahren
gekommen 5. Walkung, 6. Erschütterung (Vibration).

Es liegt in der Natur des mechanischen Heilverfahrens, das an die
Persönlichkeit des Ausführenden geknüpft ist wie nur noch etwa die
operativen Methoden, daß von der Person des Ausübenden etwas auf
die Methodik übergeht, und daß es daher beinahe so viele Spielarten
in der Technik der einzelnen Handgriffe gibt wie Masseure. In der

Literatur waren ursprünglich die Ling-Mezgerschen Methoden die
einzigen, die größere Kreise gewannen. Später haben zahlreiche Forscher,
namentlich die Chirurgen und Orthopäden (von letzteren in erster Reihe
Hoffa) am Ausbau der Methodik und an deren physiologischer Vertiefung gearbeitet. Es kann nicht Aufgabe dieses Buches sein, die Technik der verschiedenen Schulen oder der einzelnen Autoren in extenso
zur Darstellung zu bringen. Das muß den allgemeinen Lehrbüchern
der Massage überlassen bleiben. Hier soll nur als technische Einleitung
zu dem eigentlichen zu behandelnden Gebiete, der Mechanotherapie

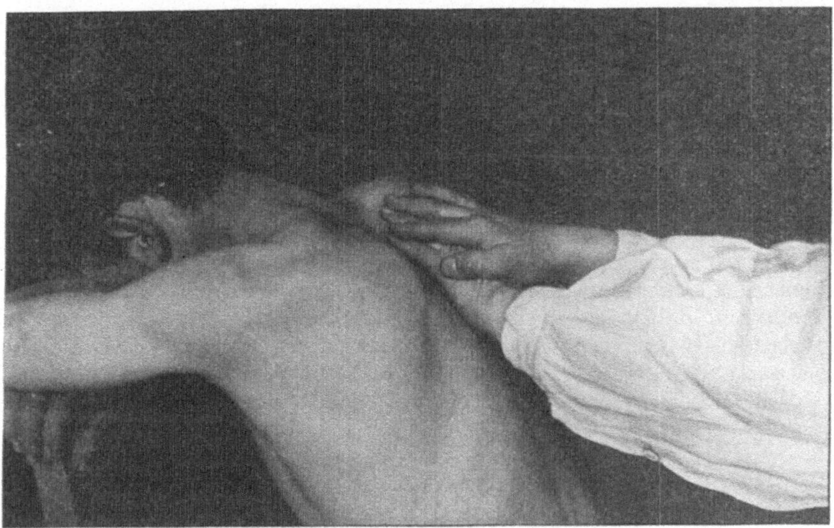

Abb. 1. Druckstreichung mit übereinandergelegten Händen am Rücken.

der Nervenkrankheiten, in großen Zügen dargelegt werden, wie die einzelnen Handgriffe zu machen, und welche Grundregeln bei ihrer Ausführung zu beachten sind. Wenn ich mich dabei auch in gewissem Grade
an die Mezger-Hoffaschen Methoden halte, so wird mir doch gestattet
sein müssen, die von mir in fast zwanzigjähriger ausgedehnter prak-
tischer und didaktischer Erfahrung gewonnenen eigenen Modifikationen,
die in vielen Punkten zu einem nicht unwesentlichen Abweichen von
den ursprünglichen Vorbildern und den Angaben sämtlicher Lehrbücher
geführt haben, wenn sie auch bisher nirgends in zusammenhängender
Weise von mir veröffentlicht worden sind, in Text und Bild nieder-
zulegen.

Der Begriff der Streichung oder Effleurage ist ohne weiteres
verständlich. Man führt diesen Handgriff mit der flachen Hand
(Flachhandstreichung, Abb. 24, S. 75) oder mit den Fingerkuppen
(Fingerstreichung) oder mit beiden gleichzeitig aus, wobei man
im allgemeinen darauf zu achten hat, daß die Richtung des

Streichens der Richtung des Venenstromes folgt, also die
zentripetale ist. Wird der Handgriff mit Druck ausgeführt,
was nur in besonderen Fällen nötig ist, so spricht man von Druckstreichung (Druck-Effleurage); streicht man oberhalb, d. h.
zentralwärts vom erkrankten Gebiet, so spricht man von Einlei-
tungs-Effleurage (Reibmayr). — Da, wie bald zu zeigen sein
wird, eine der hauptsächlichen der Streichung zugeschriebenen Aufgaben die Beschleunigung des Lymph- und Venenstromes sein soll,
so empfehlen manche Autoren, gleichzeitig, während zwischen dem
Daumen- und Kleinfingerballen des Masseurs die Haut über einem Muskel
oder einer Muskelgruppe gestrichen wird, die Fingerkuppen entlang
den Interstitien zwischen der Muskulatur zentripetal zu bewegen und
dabei auf die in diesen Interstitien verlaufenden Lymph- oder Venen-
bahnen einen fortlaufenden Druck auszuüben, um so eine gründlichere
Entleerung des gesamten Gebietes zu erreichen (Hoffa). Bei jeder,
auch bei der mit Druck ausgeführten Effleurage ist darauf zu achten,
daß Strich und Druck elastisch bleiben, und daß die Haut des Patienten
vorwiegend mit den Weichteilen der massierenden Hand (Daumen-
und Kleinfingerballen) und nicht mit Knochen in Berührung kommt,
damit nicht Schmerzen durch den Handgriff entstehen (s. noch weiter
unten bei „Indikationen und Kontraindikationen"). Um der Streichung
besonderen Nachdruck zu verleihen, kann man auf das Dorsum der
streichenden Hand die Vola der anderen legen und so mit beiden Händen
gleichzeitig drücken und streichen (Abb. 1).

Während die Wirkung der Streichung, selbst die der Druckstreichung,
wie zu zeigen sein wird, auf die oberflächlichen Schichten des massierten
Körperabschnitts beschränkt zu bleiben pflegt, dringt die Knetung
(Pétrissage) auf die tieferen Schichten, namentlich die Muskulatur,
ein. Sie ist nichts als eine lokale Kompression einer umschriebenen
Weichteilpartie, wird aber gewöhnlich zentripetal fortschreitend ausgeführt (fortschreitende oder intermittierende Pétrissage), indem zunächst der am meisten peripher gelegene Teil (z. B. des M. biceps
am Arme) zwischen Daumenballen einerseits und den volaren Partien
der Grundphalangen der drei bis vier letzten Finger andererseits gedrückt wird, dann der Druck gelöst, die Hand, ohne jedoch dabei von
der Unterlage abzugehen, ein wenig zentralwärts weitergeschoben
und wieder in gleicher Weise ein Druck ausgeübt wird usw. Dabei
müssen die Endphalangen der Finger gestreckt bleiben oder
doch jedenfalls die Fingerkuppen sich nicht am Drucke beteiligen. Durch
diesen Handgriff sollen die Gewebe „wie ein Schwamm" ausgepreßt werden.
Nur Weichteile können geknetet werden, Skeletteile nicht. Aber auch
unter den Weichteilen des Körpers gibt es Stellen, die einer Knetung im oben
beschriebenen Sinne nicht zugänglich sind, z. B. die Interossei der Finger,
der M. tibialis anterior, der größte Teil der Rumpfmuskeln, die tiefen
Nackenmuskeln usw. — In diesen Fällen wird die Knetung durch die
Druckeffleurage ersetzt, von der annähernd gleiche Wirkungen erwartet werden. Eine besondere Form der Druckeffleurage stellt die sog.
Knöcheleffleurage (Abb. 2) dar. Sie wird z. B. am Rücken und

am Abdomen angewandt, aber auch bei Ischias, wenn ein besonders
tiefes Eindringen erforderlich ist, und ist eine mit den Dorsalseiten
der Gelenke zwischen den ersten und zweiten Fingerphalangen unter
ziemlich kräftigem Druck ausgeführte, dem Bohren ähnliche Bewegung.
Besser und zarter ist ihr Ersatz durch eine dem Rollen einer Walze ähnliche Bewegung, bei der unter starker Flexion des Handgelenks die Dorsalseiten der Fingergrundphalangen mit Druck aufgesetzt werden;
jetzt wird die Hand ohne Nachlassen des Druckes halb. extendiert und
dabei weiter vorgeschoben.  Damit erreicht man ein ziemlich tiefes

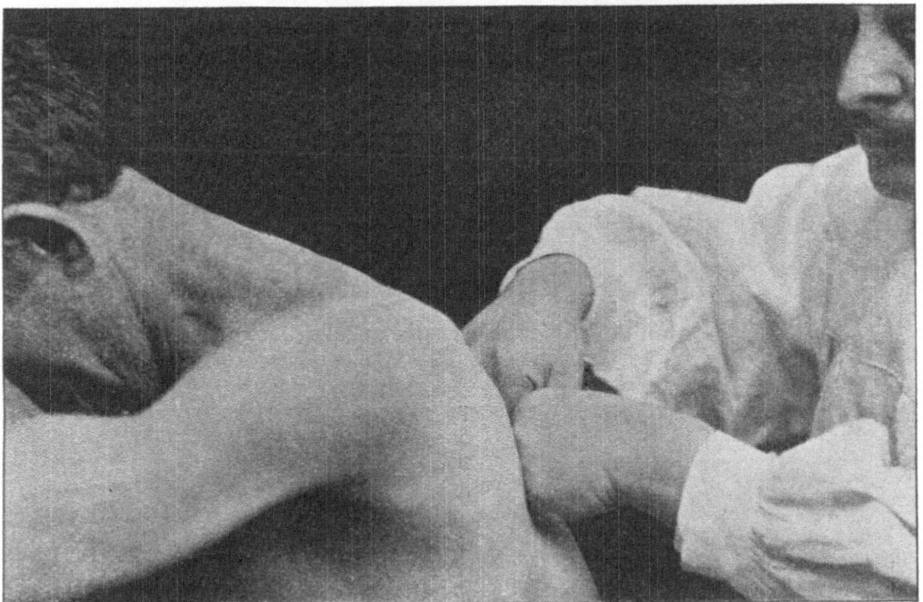

Abb. 2.  Knöcheleffleurage mit Kammgriff am Rücken.

Eindringen, namentlich wenn man bimanuell in der Weise arbeitet,
daß beide zur Faust geschlossenen Hände bei diesem Handgriffe dicht
nebeneinander stehen und sich parallel wie ein zusammenhängendes
Ganzes bewegen, indem man den Daumen der einen Hand mit der
zur Faust geballten anderen Hand festhält (Knöcheleffleurage
oder Walzung mit Kammgriff). S. Abb. 2.

Die Klopfung (Tapotement) wird je nach der Beschaffenheit des
betreffenden Körperbezirks in verschiedener Weise vorgenommen, bald
als Fingerklopfung mit der Kuppe der vier letzten Finger (z. B. bei
der Massage des Gesichts oder der Hand, s. Abb. 3), bald als Schlagung
und zwar entweder mit der flachen Hand (Flachhand-Schlagung,
z. B. am Leibe) oder mit der lockeren, nicht völlig geballten Faust
(Faust-Schlagung, z. B. an der Schulter), bald als Klatschung mit

der Dorsalseite der Finger (Abb. 4), bald als **Hackung** mit der **Ulnarseite**
des kleinen Fingers, wobei die übrigen Finger fächerförmig gespreizt

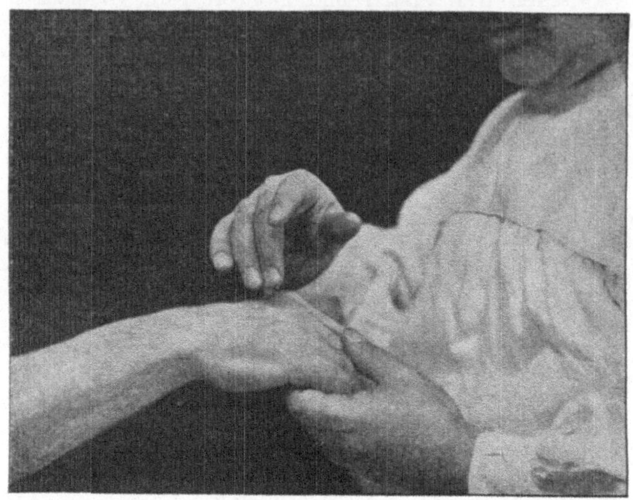

**Abb. 3.**  Fingerklopfung am Handrücken.

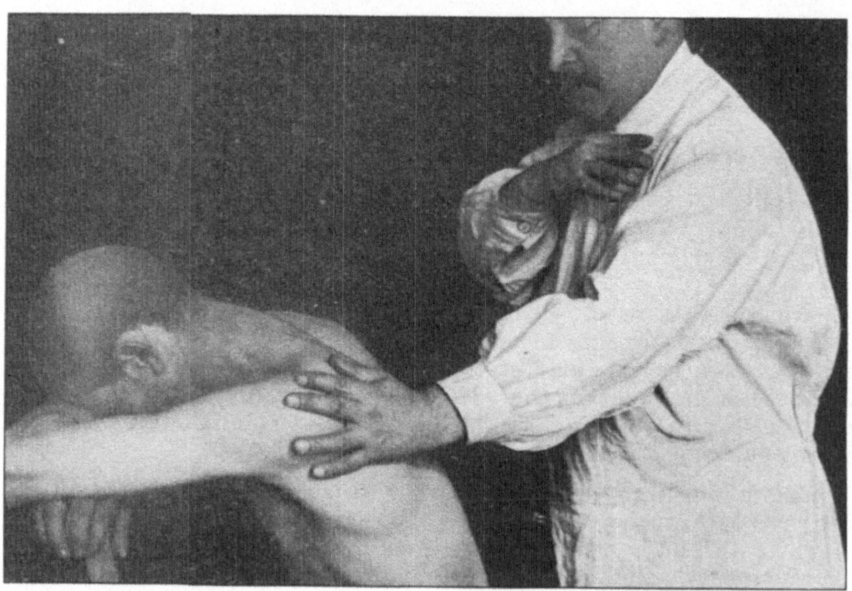

Abb. 4.  Klatschung am Rücken. Die linke Hand fixiert die Schulter des
Patienten, die rechte holt zum Klatschen aus.

gehalten werden. Der letztere Handgriff wird in Form der (bimanuell-alternierenden) senkrechten Hackung (Abb. 5) sehr häufig angewendet, wobei die Hände parallel mit den Handflächen einander zugekehrt in etwa 5—7 cm Entfernung voneinander stehen und abwechselnd in rascher Schlagfolge mit den ulnaren Kleinfingerrändern auf die Unterlage auffallen. Eine namentlich bei allgemeiner Körpermassage beliebte Kombination von Hackung und Klatschung ist besonders darum zweckmäßig, weil sie die Hauptwirkung der Hackung, nämlich eine Kontraktionsreizung der Muskeln, und die der Klatschung,

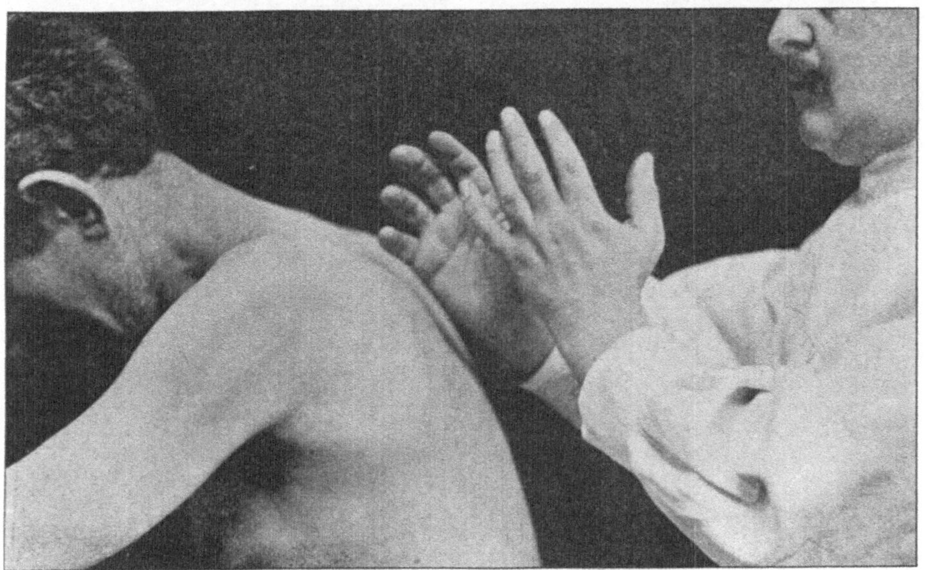

Abb. 5. Senkrechte Hackung am Rücken.

nämlich eine (direkte und) reflektorische Beeinflussung des Gefäß- und Nervensystems, miteinander vereinigt. Dieser Handgriff (Klatsch-Hackung könnte man ihn nennen) wird folgendermaßen ausgeführt (Abb. 6a und b): Die Hand des Massierenden steht mit der Vola nach unten gerichtet völlig leger etwa in halber Höhe seiner Brust (Abb. 6a) und fällt, während die Finger leicht gespreizt werden, rasch und kräftig, aber elastisch auf das zu klopfende Gebiet nieder, wobei sie gleichzeitig aus der Pronationsstellung in volle Supination übergeht, so jedoch, daß im Moment der Berührung zwischen massierender Hand und massiertem Bezirke der ulnare Kleinfingerrand elastisch hackend auf das zu behandelnde Gebiet trifft (Abb. 6b); im nächsten Moment klatschen die Dorsalseiten der Finger auf die Nachbarschaft der gehackten Stelle nieder. Wenn man mit diesem Handgriff, der schwerer zu beschreiben als zu erlernen ist, ein größeres Gebiet tapotiert, so darf man nicht vergessen, jedesmal nach vollendetem Niederfallen der Hand sie wieder in etwa halbe Brusthöhe und in Pronation zurückzuführen und jedesmal wieder von neuem eine volle Supination mit dem Niedersenken zu verbinden. Diese Bewegung der Hand erinnert an die, die beim Rappierfechten zum Ausführen der Tiefquart gebraucht wird. — Alle Klopfungen müssen elastisch ausgeführt werden. Ein „lockeres Handgelenk", d. h. die Fähigkeit, die das Handgelenk bewegende Muskulatur willkürlich zu erschlaffen, während andere Muskelgruppen der oberen Extremität, namentlich die des Oberarms und der Schulter,

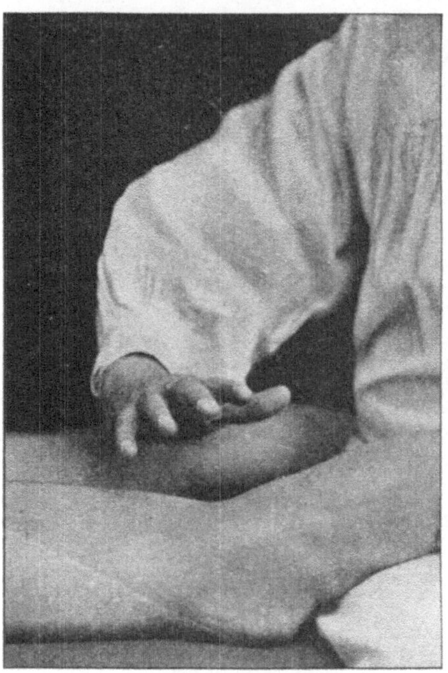 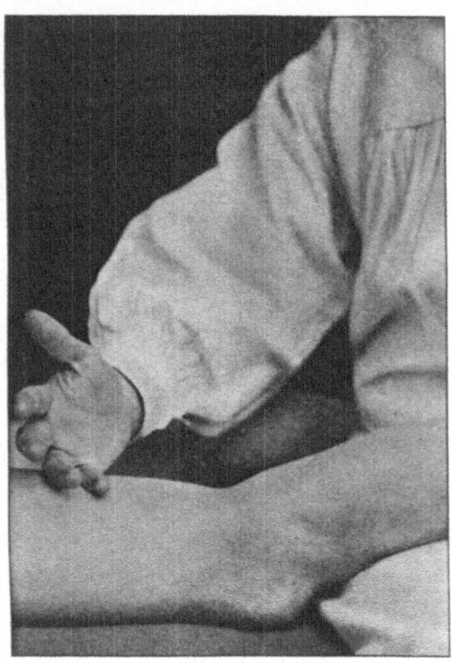

Abb. 6a.                              Abb. 6b.

Klatschhackung am Oberschenkel.
6a Stellung der Hand bei Beginn, 6b bei Schluß des Handgriffs.

aktiv bewegt werden, ist eine Vorbedingung für gutes Tapotieren. Besonders ist bei der Fingerklopfung und der Hackung jedes Steifhalten des Handgelenks zu vermeiden.

Aus der Verbindung der drei genannten Handgriffe (zu denen höchstens noch die Walkung tritt) besteht die sog. schematische Massage der einzelnen Körperabschnitte, d. h. die Massage, wie sie bei Fehlen objektiver lokaler Krankheitszeichen, also z. B. bei hysterischen Symptomen, bei Anämischen usw., angewendet wird, wie sie die Laienmasseure fast ausschließlich ausführen, und wie sie uns unter dem Namen der allgemeinen Körpermassage im 7. Kapitel (S. 27 ff.) näher beschäftigen wird; denn diese allgemeine Körpermassage ist nichts als die Vereinigung der schematischen Massagen fast des gesamten Körpers.

Die Friktionen oder Reibungen werden in der Weise vorgenommen, daß man mit den Kuppen des zweiten bis vierten Fingers einer Hand, in seltenen Fällen mit der Daumenkuppe oder mit den Knöcheln der Hand kreisförmige oder spiralig in die Tiefe dringende („korkzieher"-ähnliche) Bewegungen ausführt, wobei man einen permanenten Druck auf die massierten Teile ausübt. Es erhellt aus der Beschreibung, daß

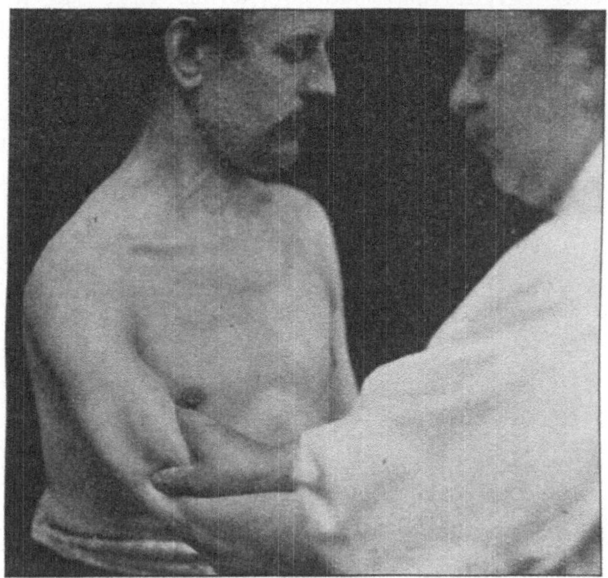

Abb. 7. Walkung des M. biceps.

es sich um einen exquisit lokal wirkenden Handgriff handelt, der besonders zur Beseitigung von Extravasations- und Exsudationsprodukten dient, aber auch eine bestimmte, später zu besprechende Einwirkung auf schmerzhafte Stellen (Schmerzpunkte) oder schwer zugängliche Teile (Dickdarm, tiefliegende Nervenstämme) gestattet. Zur Verstärkung kann man, wie bei der Effleurage, die Finger der massierenden Hand durch die aufgelegten der anderen Hand unterstützen.

Die Walkung ist eine Modifikation der Knetung. Sie wird in folgen der Weise gemacht. Nehmen wir als Beispiel den M. biceps des rechten Armes und denken uns den Patienten und den Masseur einander gegenüber sitzend (Abb. 7). Der Masseur ergreift jetzt den Muskel in der Weise, daß er seine Hand flach auflegt, und daß nun sein Daumen einerseits, die übrigen Finger andererseits den Muskel ein wenig vom Oberarmknochen abzuheben suchen. In dieser Haltung macht die massierende

Hand einige nicht zu rasche Pronations- und Supinationsbewegungen, während sie sich langsam vom distalen zum proximalen Ende des massierten Muskels vorschiebt. Nicht an allen Weichteilen des Körpers ist dieser Handgriff, dessen Wirkung der der Knetung sehr ähnlich ist, ausführbar, an Skeletteilen überhaupt nicht.

Die Erschütterungen (Vibrationen) haben je nach dem Ort ihres Angreifens verschiedene Form. In der Regel, an den meisten Teilen des Rumpfes und der Extremitäten, macht man sie so, daß man die beiden massierenden Hände bei gestreckten Fingern mit den Flächen dicht aufeinander legt, die Spitzen des zweiten bis vierten oder des dritten bis fünften Fingers fest auf den in Betracht kommenden Teil andrückt

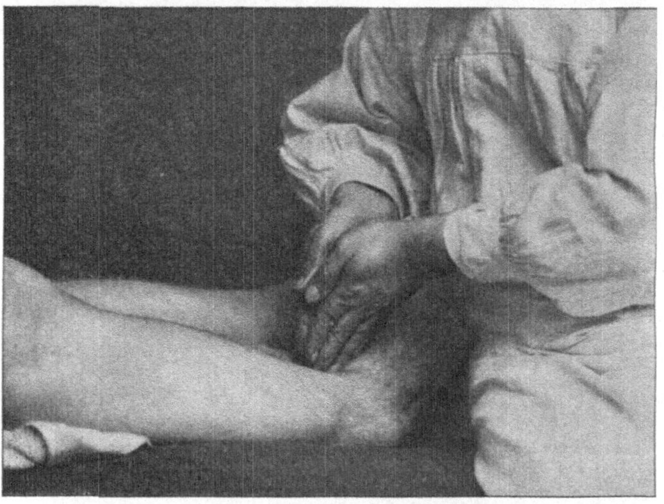

Abb. 8.   Vibration am N. ischiadicus.

und nun bei feststehend'en Fingern die eigenen Arme in eine an den spastischen Tremor des Schüttelfrosts oder der Paralysis agitans erinnernden Klonus versetzt, der vorwiegend in sehr kleinen und raschen, besser palpablen als sichtbaren Beuge- und Streckbewegungen im Ellbogengelenk besteht und bei fixierten Händen rasche, kurze Erschütterungen hervorruft. Der Handgriff ist bei einmaligem Sehen besser zu erlernen als aus langen Beschreibungen (Abb. 8). — Da die manuelle Vibration recht anstrengend ist, ist ihr Ersatz durch die maschinelle um so mehr zu empfehlen, als selbst die primitivsten, mitunter an Kinderspielzeuge erinnernden Apparate, wie sie jetzt in mannigfacher Ausführung auf den Markt gebracht werden, an Ausdauer, Kraft und Gleichmäßigkeit die Handvibration übertreffen. Dadurch, daß man an die meist kugeligen Enden der Instrumente Ansatzstücke mannigfacher Form und Größe befestigen kann (s. den folgenden Abschnitt), erreicht man eine Zugänglichkeit der verschiedensten Körperorgane und Organteile. —

Am Halse und Gesicht (vgl. Abb. 34) benutzt man zum manuellen Erschüttern nur eine Hand, indem man den Daumen gegen den zweiten und dritten Finger opponiert und nun die Kuppen dieser drei Finger auf die Unterlage setzt; die Art, in der der Arm in Zittern versetzt wird, ist die gleiche wie die eben beschriebene. An anderen Stellen des Körpers kann man auch die Handfläche oder die geballte Faust (z. B. am Rücken) zum Erschüttern benutzen. Über die Wirkung der Vibration wird später näheres gesagt werden.

## Instrumentelle Massage.

Während die gymnastischen Übungen, sowohl diejenigen, die für die Behandlung chirurgischer, innerer und anderer Erkrankungen, als diejenigen, die für die Behandlung von Nervenleiden angewendet werden, in vielen Fällen leichter und exakter mit Hilfe von Maschinen ausführbar sind, ist für die Massage im allgemeinen das manuelle Verfahren vorzuziehen. Es sind zwar von der Mehrzahl der Erfinder gymnastischer Apparate auch solche zur Massage — Streichung, Walkung, Klopfung — angegeben worden. Sie können aber die massierende Hand mit ihrer Fähigkeit zu feinsten dynamischen Abstufungen nicht entfernt ersetzen und berauben den Masseur vor allem des Vorteils, während des Massierens fortdauernd palpieren und sich so von der Wirkung seines Handelns überzeugen zu können.

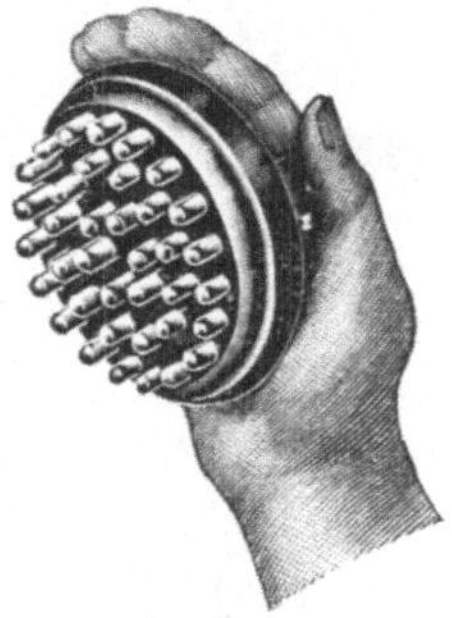

Auch die Schnéeschen Elasto-Apparate, die neuerdings gerühmt werden (Abb. 9), elastische Metallstempel, die in einem siebartig durchlöcherten Metallgehäuse stecken und in verschiedenen Größen hergestellt werden, teilen mit den übrigen Apparaten den letzterwähnten Nachteil. Das Gleiche gilt von den Apparaten, die — wie auch der Elasto und die Apparate von Herschel — zur gleichzeitigen Anwendung der Massage und Elektrotherapie dienen und deren einfachste Form die bekannte elektrische Massagerolle ist. Eins von den beiden therapeutischen Verfahren kommt dabei in der Regel zu kurz. Nur für Erkrankungen, bei denen es auf feine Regulierung und Dosierung nicht gar so sehr ankommt (wie Rheumatismus der Rückenmuskeln oder ähnliches), sind diese Methoden brauchbar und mitunter in der Tat recht zweckmäßig. Für solche Fälle eignet sich auch die elektrische Thermo-Massage-Rolle Goldscheiders, eine hohle, gleichzeitig als Thermophor dienende Walze. Wenn man Elektrizität und Massage so vereinigen will, daß wenigstens die Massage dabei zweifellos wirksam bleibt, so kann der Arzt eine große gut durchtränkte Elektrodenplatte, die mit einem Pol eines Induktionsapparates verbunden ist, am Körper (Sternum) des Patienten, eine zweite ebensolche, die zum anderen Pole führt, am eigenen Körper, z. B. in Form einer Nackenelektrode, befestigen, und nun nach Einschalten des Stromes mit leicht befeuchteten Händen in gewöhnlicher Weise massieren (manuelle elektrische Massage, elektrische Hand). Der Strom muß allerdings, damit die Muskeln der massierenden Hände sich nicht unfreiwillig kontrahieren, so schwach gewählt werden, daß seine Wirksamkeit auf den Körper des Massierten fraglich wird. Statt des faradischen Stromes wird auch der galvanische und die Influenzelektrizität zur instrumentellen Massage verwendet.

Abb. 9.

Elasto-Apparat.
(Sanitas, Berlin.)

Nur für zwei Handgriffe ist der maschinelle Ersatz vollwertig, für die Vibration und das Tapotement. Manche (Schacht z. B.)

ziehen auch für die Erschütterung das manuelle Verfahren als das in-
dividuellere vor; ich selbst bevorzuge es für die Klopfung, glaube aber
nach langjähriger Erfahrung, daß die maschinelle Vibration wegen

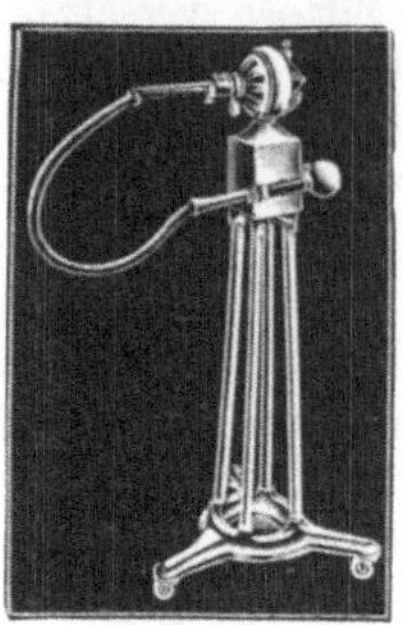

ihrer Gleichmäßigkeit und Regulierbarkeit, sowie
wegen der (ohne die beträchtliche Anstrengung der
Hand-Erschütterung) erzielbaren Kraft und Schnellig-
keit der Bewegung der manuellen Vibration überlegen ist.

Der hier (Abb. 10) abgebildete Vibrationsapparat ist der Typus der gebräuchlichen Instrumente. Er wird durch einen an die Elektrizitäts-
zentrale oder an einen Akkumulator anzuschließenden
Motor in Bewegung gesetzt. Die Kugel des „Konkussors" (L. Ewer) wird dem Körper direkt appliziert oder sie wird mit verschieden geformten An-
sätzen (auf Abb. 12 sichtbar) armiert, die teils aus
Hartgummi, teils aus weichem Gummi bestehen,
sich den verschiedenen Körperstellen adaptieren
lassen (z. B. die kleinsten Ansätze den Nerven-
stämmen) und zu bestimmten Zwecken bestimmte
Formen haben, wie die zur Kopfbehandlung geeignete Tulpenform aus Weichgummi usw. — Die
Apparate werden entweder auf besondere Stative
gesetzt (Abb. 10) oder finden — neuerdings be-

Abb. 10.
Vibrationsapparat
auf Stativ.
(Sanitas, Berlin.)

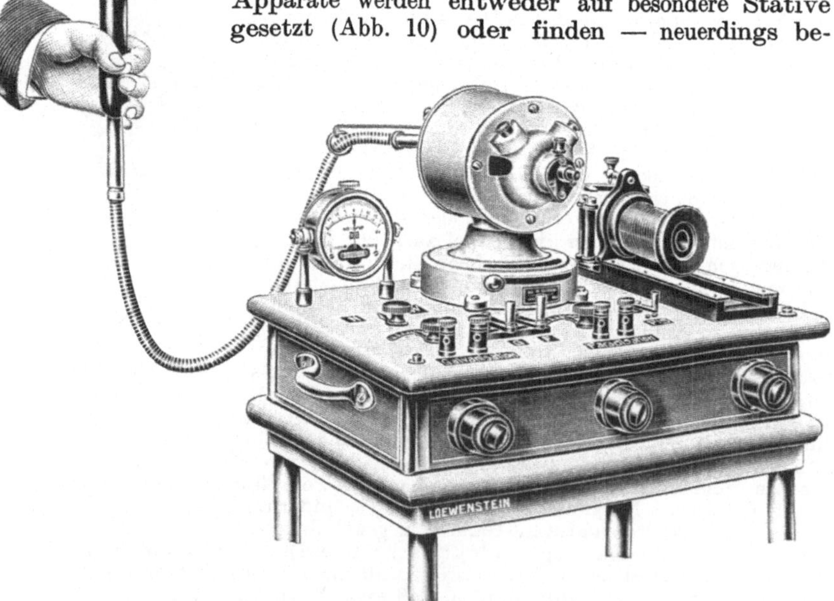
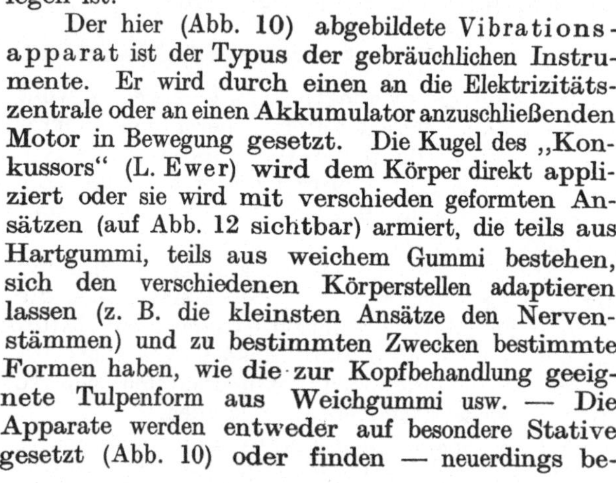

Abb. 11.

Universal-Anschlußapparat für Elektrotherapie und Vibrationsmassage, nach Angaben des Verfassers von der Firma Louis u. H. Loewenstein (Berlin) zusammen-
gestellt. Außer der Vibration ermöglicht er Galvanisation, gewöhnliche (Voltasche)
und sinusoidale Faradisation, Galvanofaradisation und Beleuchtung. Durch Auf-
montierung eines Duboisschen Schlittenapparats ist er auch zur Elektrodiagnostik
geeignet. An dem Motor kann ein Leducscher Unterbrecher angebracht werden.

sonders häufig — ihren Platz auf den sog. Universalapparaten für Elektrotherapie (Abb. 11); dort dient der Motor gleichzeitig als Transformer zur Erzeugung des Sinusoidalstromes. Eine genauere Anführung der verschiedenen Varianten von Erschütterungsapparaten kann hier um so mehr unterbleiben, als für die Behandlung der Nervenleiden die Vibration eine geringere Rolle spielt als für die der Frauen-, Herz-, Augen-, Ohren- u. a. Krankheiten. Immerhin hat sie, wie wir sehen werden, auch in der Neuropathologie ihre Daseinsberechtigung erwiesen und wird gegen Kephalalgien, Neuralgien, Intestinalneurosen, Schlaflosigkeit usw. viel verwendet. Gegen Paralysis agitans werden sog. Vibrationsstühle empfohlen, Stühle, die auf einer durch Motor in Vibration versetzten Platte stehen.

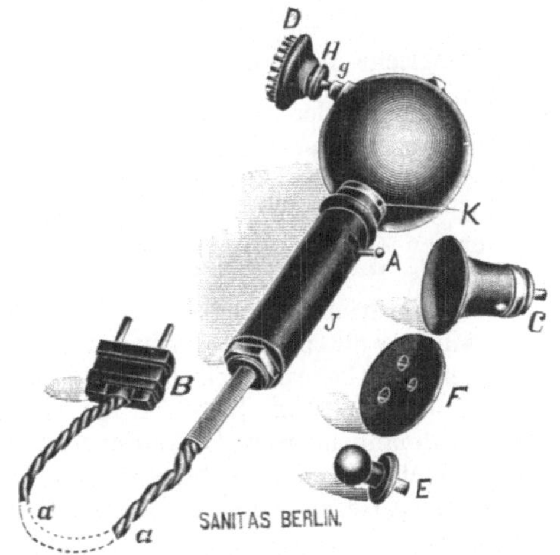


Abb. 12. Sanax-Apparat. (Sanitas-Berlin.)

a = Kabel. A = Hebel zum Anlassen und Arretieren des Motors. B = Steckkontakt. C, D, E = Weichgummiansätze: C tulpenförmig (für den Kopf), D scheibenförmig mit Zapfen (für Gesicht und empfindliche Partien), E kugelförmig (für Schmerzpunkte). F = Hartgummiplatte für Körpermassage. g = Öffnung zum Einschrauben der Ansätze. H = Vorrichtung zur Fixierung der Ansätze. J = Handgriff. K = Schmierloch für Maschinenöl.

Statt der großen Apparate sind vielfach kleinere, auch durch Handbetrieb bewegte Erschütterungsapparate angegeben worden (Venivici, Vibrofix, Vero usw.). Sie sind gewiß mit den großen an Wirksamkeit nicht zu vergleichen, aber es ist irrtümlich, anzunehmen, daß sie wertlos sind oder bestenfalls suggestive Wirkungen erzeugen. Ich kann aus Erfahrung bestätigen, daß sie an Präzision, Ausdauer und Kraft der manuellen Vibration überlegen sind. Der nach Metzners Angaben konstruierte Apparat Sanax der Sanitas-Gesellschaft enthält in der Kugel des Konkussors einen kleinen Motor. Der Apparat wird direkt (ohne Stativ) an die Stromquelle angeschlossen (Abb. 12).

Über die Dauerhaftigkeit des kleinen Apparats habe ich keine hinreichend lange Erfahrung.

Eine Verbindung von manueller und maschineller Vibration ermöglicht der von H. Haenel angegebene streifenförmige Lederansatz. Er wird an einen Apparat angeschraubt, 2—3 Finger der Hand des Arztes werden hindurchgesteckt und können, während der Apparat in Tätigkeit ist, lokal appliziert werden.

Abgesehen von den eigentlichen Apparaten verwenden viele Mechanotherapeuten zur Massage, besonders zur Bauchmassage ein Massagesofa, einen relativ schmalen Diwan mit hohen Beinen, dessen Platte etwa in Leistenhöhe des stehenden Erwachsenen sich befindet, und dessen Kopfende oder Kopf- und Fußende verstellbar sind. Ich selbst ziehe ebenso wie Zabludowski einen gewöhnlichen Diwan vor.

### Physiologische Wirkung der Massage.

Die materiellen Wirkungen der Massage sind so grob wahrnehmbare, daß wenigstens dieser therapeutischen Methode der der Elektrotherapie von ultrakritischen Köpfen immer noch gelegentlich gemachte Suggestionseinwand [1] im allgemeinen erspart geblieben ist. Vereinzelt — und in der ersten Zeit nach ihrer Verbreitung von Stockholm aus, also am Anfange des 19. Jahrhunderts, auch von autoritativer Seite — haben sich freilich Stimmen erhoben, die im Massieren einen vollendeten Humbug sehen wollten. Seit aber namhafte Physiologen und Chirurgen die wissenschaftliche Begründung des Verfahrens unternommen und mächtig gefördert haben, hat sich der billige Spott wenigstens aus der Literatur allmählich bis auf Spuren verloren, „inoffiziell" spukt er freilich in unbelehrten oder unbelehrbaren Köpfen noch hie und da weiter; mit wie wenig Recht, werden die folgenden Ausführungen zeigen.

Wenn man von den Wirkungen eines einzelnen Massage-Handgriffs sprechen will, so muß man das cum grano salis nehmen. Denn es liegt in der Natur der Methode, daß die verschiedenen Handgriffe nicht absolut scharf voneinander zu trennen sind: ein Kneten und Walken ohne Streichen, ein isoliertes Reiben ist kaum ausführbar, und so gehen denn auch die Wirkungen der Handgriffe ohne scharfe Grenze ineinander über, bzw. es ist in den meisten Fällen nicht möglich, den bestimmten Effekt des einzelnen Handgriffs herauszuheben. Immerhin kann man für jeden derselben gewisse prinzipielle Wirkungszonen feststellen, wenn man auch immer daran festhalten muß, daß die letzteren mehr oder weniger auch für andere Handgriffe gelten. Unter dieser Beschränkung sei das folgende verstanden.

Die Streichung und Knetung bewirken vor allem — die Streichung in den oberflächlichen Gewebsschichten, die Knetung in

---

[1] Siehe darüber u. a. Toby Cohn, Was wissen wir von spezifischen Heilwirkungen der Elektrotherapie bei inneren und Nervenkrankheiten? (Ther. d. Gegenw. 1906. Nov. bis Dez.); und Leitfaden der Elektrodiagnostik und Elektrotherapie, 4. Aufl., Berlin. Karger 1912.

den tiefen — eine Beschleunigung des Venenstromes. An den großen Hautvenen kann man sich davon jederzeit mit Leichtigkeit überzeugen. Dadurch entsteht nicht nur ein Antrieb des Venenbluts in der Richtung zum Herzen hin, sondern es findet nach den entleerten Gefäßen infolge ihrer geringeren Füllung und der verminderten Widerstände ein — freilich normalerweise nicht sehr starkes — Ansaugen statt. Die Streichung wirkt also wie eine Druckpumpe und gleichzeitig wie eine Saugpumpe (v. Mosengeil). — In ähnlicher Weise wie die Venen werden auch die Kapillaren entleert, was wiederum eine gewisse Saugwirkung im arteriellen System zur Folge hat, und endlich auch die Lymphgefäße (Ludwig, Lassar, Kellgren und Colombo, Reibmayr), so daß aus einer in ein Lymphgefäß gesetzten Kanüle während der Massage ein dauernder Abfluß stattfindet, was in der Ruhe nicht der Fall ist. Wenn man in zwei symmetrische Gelenke eines Kaninchens Tusch-Lösung injiziert und nur das eine massiert, so wird aus dem massierten Gelenk die Tusche in die zentralwärts gelegenen intramuskulären Lymphräume und in die Lymphdrüsen transportiert, während sie in dem nicht massierten Gelenk liegen bleibt (v. Mosengeil).

Diese Tatsache der Beschleunigung des Blut- und Lymphstromes ist für die Therapie in mannigfacher Weise verwertet worden. Man schloß daraus auf eine ernährungsbessernde Wirkung der Massage, indem man sich an die anerkannte Regel hielt, daß durch Zufuhr oxydabler Stoffe in frischem Blute die Ernährung eine Anregung erfährt. So wendet man denn die Effleurage und Pétrissage besonders in den Fällen gestörter und darniederliegender Ernährung der verschiedensten Körpergewebe an, in einer großen Zahl von Krankheiten der mannigfachsten Art: denn eine Indikation zur Besserung der lokalen oder allgemeinen Ernährung besteht eigentlich fast immer. Für die Behandlung der Nervenkrankheiten stehen in erster Linie die Atrophie der Muskeln und die vasomotorisch-trophischen Störungen der Haut, der Knochen und Gelenke. Wo Muskelgewebe im Untergange begriffen ist — also bei degenerativen und nicht degenerativen Atrophien, seien sie progressiv oder nicht —, ist der Massage, und zwar zunächst der Streichung und Knetung, resp. der der letzteren in der Wirkung gleichkommenden Walkung, ein Tätigkeitsfeld eröffnet. Wo der Untergang des Muskelgewebes schon vollendet ist, kann versucht werden, durch das gleiche Verfahren die benachbarte bzw. koergente Muskulatur zur vikariierenden Hypertrophie zu bringen; und wo Muskeln vor drohendem Verfall geschützt werden sollen, also z. B. bei langer Bettruhe (Mastkur, Liegekur, hysterischer Abasie) oder bei Lähmungen und Pseudoparalysen zentralen Ursprungs, also z. B. auch bei schwerer Tabes, ist besonders Günstiges von einem Ersatz der fehlenden aktiven Bewegung durch das mechanische Verfahren zu erwarten: es reiht sich dabei als gleichwertig der elektrischen Behandlung an. Nach manchen Autoren (Landerer) ist es der letzteren sogar überlegen, weil die Elektrotherapie „nur Kontraktion (Übung) erzielt, während ihr die wichtigen Nebenwirkungen der Massage auf Blut- und Stoffwechsel fehlen". Wie ich an anderer Stelle (l. c.) ausgeführt habe, ist diese letztere Annahme unrichtig.

Von den trophischen und vasomotorischen Störungen der nichtmuskulären Gebilde gilt ähnliches. In den Fällen von Raynaudscher Krankheit ist die Massage — vor allem die Effleurage — eines der wichtigsten Mittel. Die Betroffenen wenden es überdies instinktiv und spontan im Anfalle an. Auch bei den Akroparästhesien, bei Sklerodermie, den nervösen Ödemen, der Alopecia areata usw. wird Massage empfohlen, wogegen die Meinungen bezüglich der Arthropathien infolge spinaler Erkrankungen (Tabes, Syringomyelie) geteilt sind. Gerühmt wird das Verfahren besonders auch bei Pseudarthrosenbildung, z. B. infolge von Frakturen bei abnormer Knochenbrüchigkeit und schlechten trophischen Verhältnissen (Tabes).

Mit der Beschleunigung der Blut- und Lymphzirkulation in engem Zusammenhange steht die erwiesene Tatsache, daß die Massage, besonders die Streichungen und Knetungen, eine die Ermüdung beseitigende Wirkung ausüben. Zabludowski hat nach ähnlichen Experimenten Maggioras durch systematische Versuche festgestellt, daß Gewichte, die vor der Massage infolge von Ermüdung nicht mehr gehoben werden konnten, nach fünf Minuten dauernder Massage wieder zu heben waren, und zwar leichter und häufiger als vorher; Ruhe der in Betracht kommenden Muskulatur ersetzte die Wirkung der Massage nicht, selbst wenn die Ruhepause länger währte als die Massage. Bei Rad-Dauerfahrten hat sich der Gebrauch gebildet, daß die Fahrer während der Ruhepausen sich massieren lassen, weil so erfahrungsgemäß die Ermüdung rascher beseitigt wird als durch bloßes Ausruhen. Ähnliches berichtet Kleen vom Führen des Taktstockes durch Kapellmeister bei langdauernden Opernaufführungen. Durch Versuche mit Ermüdung vermittels elektrischer Reizungen hat Ruge an Kaltblütern und Warmblütern bestätigt, daß die Erholung des Muskels durch Massage vollkommener ist als durch Ruhepausen, und daß für dauernde Erfolge der Massage Erhaltensein der Zirkulation erforderlich ist. Auch C. Rosenthal und neuerdings Taskinen kamen zu ähnlichen Ergebnissen. Während man aber bisher die „erfrischende" Wirkung des Verfahrens lediglich dadurch erklärt hatte, daß damit Dissimilationsprodukte rascher in die Blutbahn übergeführt werden, wies Ruge nach, daß außerdem auch eine direkte Einwirkung der Massage auf die kontraktile Substanz stattfindet. — Es liegt nahe, die direkte Übertragung der physiologischen Versuche auf die Pathologie namentlich in den Fällen abnormer Ermüdbarkeit — Neurasthenie, Myasthenie usw. — zu machen, und in der Tat sind die Erfolge der Massage bei Neurasthenie allgemein anerkannt, während allerdings bei Myasthenie die erwarteten Besserungen ausgeblieben sind (Murri). Man muß sich bei der letzteren Krankheit übrigens auf Streichung und leichte Knetung beschränken, weil die Klopfung unerwünschte Muskelkontraktionen herbeiführen würde.

Eine wesentliche klinische Bedeutung wird den Streichungen und Knetungen bei allen Extravasationen, Transsudationen und örtlichen Entzündungen, soweit letztere nicht akut oder subakut sind (s. bei Kontraindikationen), zugeschrieben. Kleen meint, daß man Entzündungen in den frühen Stadien durch Effleurage entgegenwirken kann, indem man dadurch die Stase, Wandstellung und Auswanderung der weißen Blutkörperchen verhindert. Diese Auffassung entspricht jedoch nicht unserer gegenwärtigen Anschauung vom Wesen der Entzündung als eines heilsamen Reaktionsvorganges, und die Massage ist deshalb (und auch aus anderen Gründen, s. 4. Kapitel) in solchen Fällen kaum zulässig. Anders bei Extravasationen und Transsudationen, jedoch auch hier in der Regel erst nach einigen Tagen der Ruhe. — Wichtiger für die Nervenheilkunde ist die Bedeutung der Streichungen zum Fortschaffen von älteren Entzündungs- und Extravasationsprodukten bei Neuritiden, Myositiden, Traumen der Nerven und Muskeln usw. Hier hat die Streichung eine erhebliche praktische Wichtigkeit. Man muß sich jedoch daran erinnern, daß jedes Extravasat, Transsudat oder Exsudat durch Druck auf die darunter- oder darüberliegenden sensiblen Nervenendigungen Schmerzen verursacht und durch Druck auf die benachbarten Lymphwege Stauung erzeugt und so gewissermaßen seine eigene Resorption verhindert. Wenn man deshalb in diesen Fällen eine Streichung, d. h. einen vermehrten Druck auf den Krankheitsherd selbst applizieren würde, so würde man damit Stauung und Schmerz steigern. Daher hat Reibmayr für alle solche Fälle die Einleitungsmassage empfohlen: man beginnt zentralwärts vom Erkrankungsherde Streichungen auszuführen und rechnet dabei auf die Saugwirkung der Effleurage (s. oben). Wenn man mit solchen einleitenden Streichungen die Randbezirke des Herdes entlastet hat, geht man auf diese Randbezirke selbst vor, streicht auch diese zentralwärts aus und arbeitet sich so erst allmählich auf das Zentrum des Herdes selber durch — eventuell in mehreren Sitzungen.

Die Wirkung der Knetung ist, wie schon erwähnt, von der der Streichung im allgemeinen nur dadurch unterschieden, daß von der Pétrissage tiefere Teile, also namentlich Muskulatur und innere Organe beeinflußt werden. Freilich wird durch kräftiges und rasches Kneten auch Muskelkontraktion hervorgerufen; das geschieht aber weit einfacher und intensiver durch die Klopfung, so daß die praktische Bedeutung des letzteren Handgriffs für diesen Zweck größer ist. Ähnliches wie für die Knetung gilt für die Walkung, die nur eine Modifikation der Pétrissage darstellt.

Den Friktionen fällt vor allem die Aufgabe zu, bei lokalen Krankheitsprozessen zerkleinernd und verteilend zu wirken. Bei allen Extravasationen, Transsudationen und lokalen Entzündungen, bei denen der akute Prozeß abgelaufen und durch die mechanische Reizung keine neue Entfachung desselben zu befürchten ist, bewirken der kräftige Druck und die anhaltende Reibung der erkrankten Stelle eine Zertrümmerung der zelligen Elemente des Extravasats, Transsudats oder Exsudats, bei organisiertem Gewebe wahrscheinlich auch eine Zerstörung neugebildeter Blutgefäße und damit eine Verschlechterung in der Ernährung der Neubildung, mit einem Worte eine Beschleunigung der regressiven Metamorphose. Durch die Fortsetzung der Reibung oder durch ihre Kombination mit Streichungen werden die Zerfallsprodukte dann über größere Flächen verteilt und in die Lymphwege übergeführt (Kleen).

Eine besondere Bedeutung kommt den Friktionen bei der mechanischen Behandlung der Neuralgien und anderer lokaler Schmerzen zu. Die physiologische Begründung der täglich zu machenden Erfahrung, daß Druck auf sensible Nervenstämme, wenn er eine gewisse Stärke erreicht hat, nach anfänglicher Schmerzhaftigkeit zu mehr oder weniger absoluter Gefühllosigkeit führt, ist noch nicht völlig gelungen. Vermutlich handelt es sich um vorübergehende Leitungsunterbrechung. Aber damit sind die bleibenden Erfolge der Reibungen bei Neuralgien nicht hinreichend erklärt, Erfolge, die nach allgemeiner Erfahrung nicht bestritten werden können. Es wird bei Besprechung der Mechanotherapie der Neuralgien noch darauf zurückzukommen sein. Auch die Vibrationen wirken übrigens in ähnlicher Weise (s. unten).

Nach Tigerstedt bewirkt zunehmender Druck auf motorische Nervenfasern anfangs erhöhte, später herabgesetzte und aufgehobene „Erregbarkeit". Es handelt sich jedoch hier vermutlich ebenfalls um momentane Leitungsunterbrechung. Das würde auch am ungezwungensten die Beobachtungen erklären, bei denen es gelungen ist, durch Druck auf motorische Nerven lokale Krämpfe und Tremoren (Wide, zitiert nach Kleen), durch Druck auf den Phrenicus auch Zwerchfellkrämpfe zum Aufhören zu bringen.

Was die Klopfung betrifft, so haben wir oben gesehen, daß je nach der Örtlichkeit verschiedene Formen in Anwendung kommen. Für die physiologische Wirkung kann man zwei Haupttypen unterscheiden, unter die sich die übrigen als Misch- und Übergangsformen gruppieren lassen: das senkrechte Tapotement, dessen charakteristischste Form die senkrechte Hackung (S. 9) darstellt, und das flache, als dessen Paradigma die Klatschung (Abb. 4, S. 8) anzusehen ist. Die wichtigste Wirkung des senkrechten Klopfens ist die Hervorrufung von Muskelkontraktionen, und zwar nicht nur in den quergestreiften, sondern auch in den vom Willen mehr oder weniger unabhängigen glatten Muskeln.

Es ist hier nicht der Ort, alle diejenigen Wirkungen eingehend zu besprechen, die auf den einzelnen Muskel sowie auf den ganzen übrigen Körper durch systematische Kontraktionserzeugung in einem mehr oder weniger umschriebenen oder ausgedehnten Muskelgebiete unter normalen und pathologischen Bedingungen ausgeübt werden können. Es erübrigt sich das um so mehr, als wir in der Praxis gewöhnlich zur Muskelreizung in Fällen von Lähmung und Atrophie oder dgl. sowie zur allgemeinen Erregung der Körpermuskulatur bei funktionellen oder konstitutionellen Erkrankungen den elektrischen Strom wegen seiner größeren Reizwirkung, seiner besseren Regulierbarkeit, Dosierbarkeit und Lokalisierbarkeit vor der Massage bevorzugen. Die Massage — in erster Reihe die senkrechte Klopfung — wird für die genannten Zwecke von der Mehrzahl der Autoren und Praktiker lediglich als Ergänzungs- und Ersatzverfahren neben der Elektrotherapie angesehen und angewandt, und ich kann deshalb in bezug auf seine Wirksamkeit nach dieser Richtung auf meine anderwärts mehrfach gemachten Ausführungen (l. c.) verweisen. Nur das Wesentliche soll hier hervorgehoben werden.

Es ist bekannt, daß durch regelmäßige Muskelreizung eine Zunahme der Muskeln an Umfang und Kraft erfolgt. Bei einer durch Lähmung und Atrophie erzwungenen oder durch Erkrankungen des passiven Bewegungsapparates bzw. anderer Gebiete des Nervmuskelsystems erzeugten Inaktivität, beim Fehlen hinreichender aktiver Bewegung infolge von hysterischen Anomalien, von neurasthenischer Muskelfaulheit, von Körperschwäche in der Rekonvaleszenz etc. erzielt man durch systematische Erzeugung von Muskelzuckungen Ersatz der untergegangenen oder doch wenigstens Schutz und Volumszunahme der noch vorhandenen Muskelpartien; in Fällen von Spasmus und Kontraktur einzelner Muskelgruppen durch Reizung der Antagonisten Lösung der Kontraktur und gleichzeitig Stärkung der gelähmten Teile. Damit ist für alle Krankheitszustände dieser Art neben der Indikation der Elektrotherapie auch die des senkrechten Muskeltapotements gegeben.

In ähnlichem Sinne wirkt die methodische Erregung der glatten Muskulatur innerer Organe (Magen, Darm, Blase, Uterus etc.) auf die Ernährung und den Tonus dieser Teile, und auch hier ist, wie in den späteren Abschnitten gezeigt werden wird, das Tapotement resp. die ihm sehr ähnlich wirkende Vibration zur Ergänzung oder als Ersatz der elektrotherapeutischen Verfahren in hohem Maße geeignet, ja sogar vielleicht in einer Reihe von Fällen zu bevorzugen, da hier, im Gegensatz zur quergestreiften Muskulatur der Körperoberfläche, die Lokalisierbarkeit der Massage (besonders der Vibration) größer ist als die der elektrischen Ströme, die beim Passieren der bedeckenden Schichten an Kraft und Wirksamkeit Einbuße erleiden. Verlust des Tonus glatter Muskeln (Atonie, habituelle Obstipation, Inkontinenz etc.) ist deshalb eine Domäne der Klopf- und Erschütterungsmassage.

In gewissem (geringerem?) Grade mag auch für die mechanische Muskelreizung gelten, was für die elektrische teils bewiesen ist, teils als plausible Hypothese angesehen werden kann: daß sie nämlich erstens bei längerer regelmäßiger Anwendung die Erregbarkeit des Muskels steigert und ihn damit (vielleicht dauernd) fähig macht, z. B. bei zentraler Leitungsunterbrechung noch die Reste der ihn erreichenden Impulse für die Bewegung nutzbar zu machen (L. Mann), und daß sie zweitens durch Erregen von Bewegungsempfindungen Bewegungsvorstellungen im Zentralorgan erzeugt, die allmählich leichter und besser ansprechen und damit hinreichend bahnende Kraft erlangen, um die Widerstände zentraler Leitungsunterbrechungen zu überwinden (Wernicke). Hier harren aber noch alle Probleme des Lösungsversuches; für die Mechanotherapie ist in bezug auf diese Punkte alles hypothetisch.

Daß die Kontraktion ausgedehnter Partien der Körpermuskulatur auf den Stoffwechsel und den Blutdruck des Gesamtkörpers nicht ohne Einfluß bleiben kann, ist selbstverständlich. Es wird indessen bald gezeigt werden, welche Rolle hierbei der Hautmassage (inkl. der Vibration) und der Gymnastik zufällt. Ihr gegenüber verschwindet die Wirksamkeit der senkrechten Muskelklopfung in so hohem Maße, daß es sich nicht lohnt, an dieser Stelle darauf einzugehen.

Nur auf einen Einwand sei noch hingewiesen. Es ist nämlich davor gewarnt worden, in denjenigen Fällen, in denen Neigung zu idiomuskulärer Wulstbildung (lokalem, längere Zeit anhaltendem Vortreten einer geklopften Muskelpartie) besteht, das Tapotement auszuführen, weil diese Wulstbildung als Ermüdungssymptom angesehen wird, und darum empfehlen auch manche Autoren, degenerierende Muskulatur mit gesteigerter mechanischer Erregbarkeit nicht zu beklopfen. Indessen ist zu berücksichtigen, daß das Tapotement niemals isoliert ausgeführt wird, sondern immer gemeinsam mit der Effleurage und Pétrissage, denen eine erfrischende Wirkung bei Ermüdung nach allem, was wir darüber wissen (s. oben), ohne Zweifel zukommt, daß ferner der idiomuskuläre Wulst sich gewöhnlich nur an vereinzelten Stellen des Körpers findet und bei elastischem und raschem

Klopfen in der Regel vermieden werden kann, und daß schließlich die praktische Erfahrung noch niemals Schädigungen durch Tapotement im genannten Sinne kennen gelehrt hat. Was aber die gesteigerte Erregbarkeit degenerierender Muskeln anbelangt, so könnte sie ebensogut für als gegen die Beklopfung ins Feld geführt werden: das Klopfen würde eben dann nur mit verminderter Kraft auszuführen sein. Wird doch auch die Elektrotherapie solcher Atrophien trotz erhöhter Erregbarkeit ohne Zögern angewendet. — Anders steht es mit Fällen, bei denen Muskelreizung zu Muskelkrämpfen oder krampfähnlichen Dauerkontraktionen führt wie bei Crampi, Myotonie u. dgl., oder wo die Ermüdbarkeit der Muskulatur hervorstechendes Krankheitssymptom ist und jede Ermüdung durch die Therapie vermieden werden muß, also bei der Myasthenia pseudoparalytica. Hier sollte senkrechtes Tapotement unbedingt unterbleiben.

Das flache Tapotieren bewirkt vor allem Hautrötung. Es reiht sich damit den ähnlich wirkenden thermischen, hydrotherapeutischen und elektrotherapeutischen Verfahren, den Einreibungen, Blasenpflastern usw. an. Wie bei diesen Verfahren geht der Erweiterung der Hautkapillaren eine kurzdauernde Verengerung voran. Für die Neurologie kommt die rein örtlich hyperämisierende Wirkung — auf die reflektorische wird bald eingangen werden — vor allem bei den vasomotorisch-trophischen Neurosen und zwar bei der Raynaudschen Krankheit und der Sklerodermie in Betracht. Das Tapotement unterstützt in diesen Fällen die Streichung und Knetung.

Ganz besonders bedeutsam sind die reflektorischen Wirkungen, die zwar sämtlichen Massagehandgriffen mehr oder weniger, aber (neben der Erschütterung) keinem in so auffallender Weise zukommen wie der Klopfung und zwar vor allem den „flachen" Formen derselben. Diese reflektorischen Wirkungen betreffen das Gefäßsystem und das Zentralnervensystem.

Der Goltzsche Klopfversuch zeigt, daß durch Klopfen der Bauchdecken beim Kaltblüter Herzstillstand eintreten kann. Czermak und Thanhoffer haben bewiesen, daß bei Warmblütern und auch beim Menschen Druck auf die Vagi am Halse Verlangsamung des Pulses, sogar Herzstillstand erzeugt. Bei Streichen einer kalt gewordenen Fußfläche tritt auch in der anderen Erwärmung ein, ähnlich oft Gefäßerweiterung im nichtmassierten Arme bei einseitiger Armmassage (Zabludowski); auch nach Wharton Sinkler und Eccles steigt die Hauttemperatur, aber nur die der massierten Stellen, während die Rektumtemperatur sinkt. Während Zabludowski reflektorische Pulsbeschleunigung und Blutdrucksteigerung durch Massage bei Warmblütern als Regel ansah, waren die Erfolge Gopadzes unbestimmter und zeigten die Hasebroekschen Untersuchungen Abnahme der Pulsfrequenz, aber Zunahme des Blutdrucks und der Arterienspannung. Kleens Versuche jedoch haben bewiesen, daß die Reflexwirkung der Massage auf den Blutdruck davon abhängig ist, ob die Massagehandgriffe, besonders das Tapotement, vornehmlich die Haut oder die Muskeln treffen.

Je nach dem findet sich bald Verlangsamung, bald Beschleunigung des Blutstroms, bald Steigerung, bald Senkung des Blutdrucks, bald Erweiterung und bald Verengerung der Blutbahn. Da die Massagetechnik der einzelnen Masseure wesentliche Abweichungen zeigt, und in praxi tiefes und oberflächliches Tapotieren überhaupt niemals scharf zu trennen ist, so nimmt es nicht wunder, wenn über die Art der vasomotorischen Reflexwirkungen keine Einigkeit erzielt wird. So viel steht aber wohl fest, daß auch beim Warmblüter (und beim Menschen) reflektorische Einflüsse tatsächlich bestehen, daß sie vor allem dem Tapotement zukommen, und daß sie praktisch berücksichtigt werden müssen, namentlich bei der mechanischen Behandlung von Herzkranken. Man tut deshalb in zweifelhaften Fällen gut, von jeder Klopfung Abstand zu nehmen.

Über die reflektorischen Wirkungen auf das Zentralnervensystem liegen bisher außer den schon erwähnten, die Erregbarkeit (oder vielleicht richtiger „Leitungsfähigkeit") der Nerven betreffenden Erfahrungen keine bestimmten physiologischen Tatsachen vor. Und doch muß man wohl diese Einflüsse als sehr erhebliche, vielleicht als die wichtigsten Massagewirkungen überhaupt ansehen. Man kann aus der Analogie mit anderen Hautreizen schließen, daß auch das Massieren — namentlich das oberflächliche Klopfen oder Klatschen, aber auch das Streichen, Reiben und Vibrieren — einen nicht zu unterschätzenden Einfluß auf die zentrale Erregbarkeit — diesmal in der Tat „Erregbarkeit" — ausübt. Goldscheider hat besonders eindringlich auf diese Erfahrungstatsache hingewiesen, und wir brauchen nicht allein an die alltägliche Beobachtung vom beruhigenden Einfluß sanfter Hautstreichungen („Streicheln"), an die schmerzstillende Wirkung der Einreibungen, an die beruhigenden „Striche" der Hypnotiseure (Binswanger) usw. zu denken, um auch ohne exakte physiologische Begründung das Bestehen eines die Erregbarkeit vermindernden Effektes der Hautmassage anzuerkennen. Die Empirie verwertet diese Erkenntnis schon sehr lange. Man hat von „ableitenden" oder „umstimmenden" Wirkungen (Kellgren u. a.) der Massage gesprochen, indem man dachte, daß etwa ein in der Tiefe liegender Entzündungsvorgang durch die manuelle Bearbeitung der benachbarten Hautpartien emporgelockt und nach außen geführt werden könnte. Wir nehmen jetzt an, daß es sich in allen solchen Fällen allein oder fast allein um Herabsetzung der zentralen Erregbarkeit handelt. Bei allen schmerzhaften Prozessen, soweit die Massage nicht überhaupt dabei kontraindiziert ist, seien es Neuralgien, Myalgien, spinale oder funktionelle Schmerzen, sind Klopfungen, und zwar oberflächliche „Klatschungen" der Haut von entschiedenem Nutzen und bei Wiederholung in nicht zu langen Zeitabständen auch oft von nachhaltigem Erfolge. Das gleiche gilt von Krampfzuständen,' soweit sie nicht in der Muskulatur selbst ihren Ausgang nehmen (s. S. 22 das über Crampi Gesagte) und die Gefahr einer ungewollten, gleichzeitigen Mitreizung der Muskulatur vermieden werden muß. Indessen empfiehlt Hoffa grade bei zerebral bedingten Muskelspasmen die Beklopfung der Sehnen. Schließlich ist aber auch die Übererregbarkeit der Neurasthenischen und Hysterischen Gegenstand der Behandlung mit „flacher“ Klopfung, und diese ist darum ein wesentlicher Bestandteil der später zu besprechenden „allgemeinen Körpermassage“, sowie der Mechanotherapie spezieller Funktionsstörungen, z. B. der funktionellen Sexualstörungen. Der allgemeinen Körpermassage wird übrigens von vielen insbesondere auch ein schlafmachender Einfluß zugeschrieben, der freilich wohl mindestens zum Teil ein psychischer ist (Binswanger).

Nach Besprechung der physiologischen Wirkungen der Klopfung können die der Vibration mit wenigen Worten abgetan werden. Sie decken sich in allen wesentlichen Punkten mit denen des Tapotements. Nur ist weder der direkte Einfluß auf die quergestreifte Muskulatur noch der auf die Nervenstämme so ausgesprochen wie der der Klopfungen. Die reflektorischen Wirkungen der Vibration dagegen scheinen nach den Angaben von Hasebroek, Bum, Ewer, Witthauer u. a. und nach meinen eigenen Erfahrungen eher stärker zu sein als die des Tapotements, vielleicht auch ihre Reizwirkung auf die glatten Muskeln innerer Organe (Magen, Darm, Blase, Uterus etc.,), ganz besonders bei direkter Erschütterung eines dem Tapotement schwer oder gar nicht zugänglichen Organs wie des Uterus von der Vagina aus. Nach Bum spielt dabei die Kraft der Erschütterung, nach Lange auch die Geschwindigkeit in der Aufeinanderfolge der einzelnen Schüttelungen eine wesentliche Rolle. Danach soll schwächeren Vibrationen eine erregende, stärkeren eine Erregbarkeit herabsetzende Wirkung zukommen, was mit den physiologischen Gesetzen über die mechanischen Erregungen wohl im Einklang stände. Der Einfluß der Geschwindigkeit soll nach Lange und Witthauer darin bestehen, daß langsame bis mittelschnelle Erschütterung eine mehr lokale („rein mechanische“) Wirksamkeit entfaltet, während die reflektorische („physiologische“) Wirkung erst bei einer gewissen Geschwindigkeit beginnt. Ebenso soll bei schwachen Vibrationen der Blutdruck gesteigert, bei starken vermindert werden (Kleen). Nach Siegfried tritt unter Vibration Pulsverlangsamung bei Erhöhung der arteriellen Spannung ein, weshalb sie bei Arteriosklerose, Aneurysma usw. kontraindiziert ist. Schtscherback fand an Kaninchen bei länger fortgesetzter Vibration Reflexsteigerung. Näheres siehe bei „Kontraindikationen und Indikationen“.

Wenn man das über die reflektorische Einwirkung der Massage (Klopfung und Erschütterung) auf das Zentralnervensystem Gesagte zusammenfaßt, so ergibt sich für die Praxis ganz Analoges wie für die vasomotorischen Reflexwirkungen. Beide sind generell als vorhanden unbedingt anzuerkennen, bei beiden gibt die Methodik im Einzelfalle den Ausschlag nach der qualitativen Seite des Effekts, bei beiden ist aber in praxi eine gewisse Zuverlässigkeit für einen bestimmten Endzweck darum zu vermissen, weil man bei den gewöhnlich möglichen Applikationsarten Mischwirkungen nicht vermeiden kann. Könnte man z. B. rein flach ausschließlich die Haut tapotieren und ohne gleichzeitige lokale Muskel- oder Nervenerregung schnelle und kräftige Vibrationen ausführen, so würde man eine reine zentrale Erregbarkeits-Herabsetzung mit großer Wahrscheinlichkeit erreichen. Das ist aber kaum im Tierexperiment, geschweige denn bei der perkutanen Anwendung am Menschen erzielbar. Somit müssen wir uns bei unseren mechanotherapeutischen Bestrebungen nach dieser Richtung hin, so sehr sie durch die Empirie gerechtfertigt sein mögen, bescheiden und uns bewußt bleiben, daß wir hier auf schwankendem theoretischen Boden stehen.

Eine besondere Form mechanischer Einwirkung stellt die Methode von Lots dar, deren Erwähnung hier wohl am zwanglosesten sich anreiht, obwohl sie nicht zur Massage gehört und nur noch grade an der Grenze zwischen Mechano- und Hydrotherapie steht. Sie besteht in Frottieren mit Loofah-Schwamm zwei- bis dreimal täglich 10—20 Minuten und Barfußgehen auf trockenem, mittelgrobem Kies 10 Minuten bis eine Stunde lang. L. glaubt damit (reflektorisch) der glatten Muskulatur der inneren Organe einschließlich derer der Blutgefäße „hypertonische" Erregungen von der Peripherie zuzuführen und auf diese Muskeln damit einen günstigen Einfluß ähnlich dem des Turnens auf die quergestreiften Muskeln auszuüben. Außer gegen Erkrankungen innerer Organe empfiehlt Lots die Methode gegen verschiedene Formen von Nervenkrankheiten, besonders Kopfschmerzen, Stimmungsanomalien, Kinder-Nervosität, Appetitlosigkeit, Herzneurose. Auch bei Tabes (?) sollen die Erfolge gut gewesen sein.

Schließlich wäre zu erwähnen, daß nach Zabludowski, Keller, Bum u. a. allgemeine Körpermassage die Kohlensäureausscheidung, nach Gopadze und Bendix die Stickstoffausscheidung und die Diurese steigert, nach Keller auch die Ausscheidung der Sulfate, Phosphate und Chloride. Nach Ekgren führt allgemeine und Bauchmassage zu vorübergehender erheblicher Zunahme der Leukozyten, namentlich der multinukleären Formen; er läßt es jedoch dahingestellt, ob es sich dabei nicht vielleicht nur um eine veränderte Verteilung dieser Blutzellen zugunsten der Peripherie handelt. Zu ähnlichen Schlüssen kam C. Rosenthal bei seinen Versuchen, und die letztgenannte Annahme ist wohl auch die wahrscheinlichste. Alles das ist nach dem oben Gesagten, insbesondere bei Berücksichtigung der kräftigen Muskel- und Hautwirkung, nicht wunderbar. Bemerkenswerter ist dagegen, daß das Körpergewicht trotz monatelangen Massierens (Landerer) keine Abnahme zeigt. Derselbe Autor fand freilich, daß der Leibumfang einer von ihm beobachteten Dame während der Massagezeit um 2 cm abnahm. Aber Kleen sagt richtig, daß zur lokalen Fettresorption die Massage im allgemeinen keinen Wert hat. Die Fettleibigen bleiben auch ohne Fettmassage „einigermaßen präsentabel, solange sie Diät halten und sich Bewegung machen, nähern sich indessen wieder den runden Formen, sobald sie damit aufhören". C. Rosenthal konnte überdies durch Tierversuche feststellen, daß eine mechanische Beeinflussung des Fettgewebes durch Bauchmassage nicht zustande kommt, wohl aber unerwünschte Läsionen der Talgdrüsen und der Hautmuskulatur. Damit ist der Unfug, der von Laienmasseuren und Ärzten mit der Leib- und Hüftmassage als Entfettungskur getrieben wird, und der die Massage im Publikum oft genug diskreditiert, hinreichend gekennzeichnet.

# 3. Kapitel.

## Gymnastik (Technik und Wirkung).

### Technik der manuellen Gymnastik.  Schwedische Gymnastik.

Man unterscheidet drei Arten von Gymnastik: 1. passive, 2. aktive, 3. Widerstandsgymnastik. Bei der ersteren arbeitet lediglich der Gymnast oder an seiner Stelle ein Apparat, bei der zweiten lediglich der Gymnastizierte, bei der dritten der Gymnastizierte gegen Widerstände, die von Apparaten geboten werden (maschinelle Gymnastik), oder gegen lebende Widerstände, die der Gymnast bietet, resp. es arbeitet der Gymnast gegen Widerstände, die der Gymnastizierte darbietet. Man spricht in den beiden letztgenannten Fällen von duplizierten Widerstandsbewegungen und kennt davon zwei Unterarten, die konzentrischen oder Verkürzungs- und die exzentrischen oder Verlängerungswiderstandsbewegungen. Wenn der Arzt also den Arm eines Patienten ohne dessen Zutun bei schlaffer Muskulatur im Ellbogen beugt, so ist das eine passive Bewegung. Beugt ihn der Patient selbst ohne Hinzutun des Arztes, so ist das eine aktive Bewegung der Ellbogenbeugemuskeln (des M. biceps und seiner Koergenten). Beugt der Patient den Ellbogen, während der Arzt die Beugung zu verhindern sucht, so ist das eine konzentrische oder Verkürzungswiderstandsbewegung der gleichen Muskelgruppe. Beugt der Patient den Ellbogen und hält ihn kräftig gebeugt, während der Arzt versucht, den Arm des Patienten im Ellbogen zu strecken, so ist das eine exzentrische oder Verlängerungswiderstandsbewegung der genannten Muskeln.

Die schwedischen Gymnasten haben sich auf der Grundlage der später zu besprechenden physiologischen Theorie der Mühe unterzogen, sämtliche möglichen Bewegungen und Bewegungskomplexe der Körpermuskulatur in ein lückenloses System zu bringen. Um das zu erreichen, haben sie den Terminus der „Ausgangs- und Grundstellungen“ eingeführt. Ausgangsstellung [1] ist diejenige Stellung des Körpers und seiner Teile, die während der Bewegung eines Einzelabschnittes eingehalten wird. Alle Stellungen führen auf vier oder (nach Hartelius) fünf Grundstellungen zurück. Der Patient kann während der Gymnastik stehen, sitzen, liegen, hängen (mit den Händen an einer Stange oder mit den Schultern und dem Kopf in einer Schwebe) oder „kniestehen“, d. h. auf einer weichen Unterlage knien. Von diesen Grundstellungen werden nun andere Stellungen abgeleitet: das sind die Ausgangsstellungen. So spricht man von Zehstehen (Stehen mit erhobenen Fersen), Knickstehen (Stehen mit Kniebeugung), Spreizstehen (Stehen mit abduzierten Oberschenkeln), von Spreiz-Knick-Zehstehen bei Kombination dieser drei Ausgangsstellungen zu einer neuen „abgeleiteten“ Stellung u. dgl. m. — An der oberen Extremität unterscheidet man die beugstehende, schwimmstehende, redestehende, flügelstehende usw., am Rumpfe die bogenstehende, krummstehende, schraubstehende, fallstehende usw. Ausgangsstellung, vom „Sitzen“ wird ein Langsitzen, Halbsitzen, Reitsitzen („Grätschsitzen“ in der deutschen

---

[1] Die Nomenklatur schwankt auch bei den schwedischen Autoren. Ich folge hier der Darstellung von Hartelius, die im technischen Teile eingehend und beachtenswert, im physiologischen und klinischen dagegen voller Irrtümer und Ungeheuerlichkeiten ist.

Nomenklatur) usw., vom „Liegen" ein Hockliegen, Sitzliegen, Bogenseiten-beinliegen usw. abgeleitet. Durch Kombination von Bein-, Arm- und Rumpf-Aus-gangsstellungen ergibt sich eine Fülle von Tausenden neuer Stellungskomplexe, unter denen freilich nur die wenigsten einen praktischen Wert haben. In diesen Stellungen nun werden aktiv, passiv oder gegen Widerstand die verschiedenen Bewegungen ausgeführt: Beugung, Streckung, Drehung, Ziehung, Rollung, Sprei-zung, Anziehung, Schwingung usw. Es besteht somit die Möglichkeit, jede aus-führbare Bewegung des Körpers in jeglicher noch so komplizierten Ausgangs-stellung mit einem Terminus technicus zu fixieren, der zum eigenen praktischen Gebrauch, zum Gebrauche beauftragter Personen (sog. „Verschreiben gym-nastischer Rezepte") oder zur wissenschaftlichen Verständigung dienen soll. Freilich sind diese gymnastischen Kunstausdrücke, wie schon nach den obigen Andeutungen zu vermuten sein wird, kompliziert und mitunter von einer gradezu phantastischen Umständlichkeit. Wer sich aber ein wenig mit dieser kaum mehr deutsch klingenden Terminologie vertraut gemacht hat, wird selbst hinter Be-zeichnungen, wie „streck-, schraub-, bogen-, tief-, spreiz-, kniestehende Armrückwärtsziehung" (Hartelius, Schwedische Heilgymnastik, S. 67), bald ein optisches Erinnerungsbild auftauchen sehen.

Es entspricht nicht den Intentionen dieses Buches, eine eingehende Dar-stellung dieser gymnastischen Bewegungskomplexe zu bringen. Soweit die schwedische Gymnastik für Nervenkrankheiten in Betracht kommt, also z. B. zur Behandlung der Psychoneurosen, der Herzneurosen, der Darmneurosen, der Ischias etc., werden bei den speziellen Kapiteln Anweisungen zu ihrer Ausfüh-rung (gymnastische Rezepte) angegeben werden. Im übrigen sei auf die im Literaturverzeichnis namhaft gemachten größeren und kleineren Lehrbücher der Gymnastik verwiesen, die in der Regel auch Illustrationen oder schema-tische Zeichnungen zur Verdeutlichung der oft recht verwickelten Ausgangs-stellungen bringen. Besonders ausführlich ist diese technische Seite bei Har-telius abgehandelt, besonders gut und klar bei Landerer, Ewer, Reibmayr und in den auch zum Laiengebrauche verwendbaren kleinen Büchern von Angerstein-Eckler, Beerwald-Brauer u. a. Eine für bestimmte Nerven-krankheiten in erster Reihe geeignete Gymnastik, die isolierte Muskel-gymnastik, die, wie mir scheint, den praktischen Bedürfnissen auf unserem Gebiete mehr entgegen kommt als das schwedische System, soll im folgenden eingehende Besprechung erfahren.

## Isolierte Muskelgymnastik für Nervenkranke.

### Vorbemerkungen.

Das offenbar vorwiegend für chirurgische und allgemeinärztliche, jedenfalls nicht für neurologische Zwecke konstruierte schwedische System, das sich auf den Bewegungen der Gelenke — Drehung, Streckung, Spreizung etc. — bei verschiedener Körper- und Gliedhaltung aufbaut, reicht zur mechanischen Behandlung einer Anzahl von Nerven-kranken, namentlich solchen mit Lähmungen, Paresen, Atrophien, lokalen Krämpfen, gewissen Beschäftigungsneurosen, Tics etc. häufig nicht aus. Bei einer Parese der Gesichtsmuskeln, einer Atrophie der kleinen Handmuskeln, einer Schwäche des Tibialis anterior etc. erreicht man mit der Anwendung schwedischer Gymnastik bestenfalls eine gene-relle Mitbeteiligung der geschädigten Muskulatur an der Bewegung ihrer Nachbarschaft, nicht aber, was wir erstreben müssen: ihre möglichst isolierte, individuelle Kontraktion. Für die nervenärztliche Tätigkeit bedarf also das schwedische System eines Ersatzes oder minde-stens einer Ergänzung durch eine systematische, möglichst isolierte

Gymnastik der einzelnen kranken oder schwachen Körpermuskeln.

Nun gibt es freilich keinen Menschen, der imstande wäre, jeden Muskel seines Körpers isoliert einseitig oder auch nur doppelseitig zu bewegen [1]). Selbst der an vielen Orten schon in ärztlichen Gesellschaften demonstrierte „Muskelmann" hat es trotz erstaunlicher Leistungen nur zu einer Isolierung ganz beschränkter Muskelgruppen gebracht. Man versuche selbst einmal die getrennte Innervation der Zehenmuskeln, der mimischen Muskulatur, ja selbst großer Arm- oder Beinmuskeln, um sich zu überzeugen, wie auffallend groß die isolatorische Unbehilflichkeit da ist, wo nicht etwa besonderes berufliches, künstlerisches, wissenschaftliches oder sportliches Interesse (bei Schauspielern, Artisten, Musikern etc.) bessernd eingegriffen hat. Die Variationsbreite ist sehr groß; gradezu überraschend unbeeinflußbar durch den Willensreiz ist bei vielen Leuten (wie mir scheint, besonders auch bei der norddeutschen Landbevölkerung) die mimische Gesichtsmuskulatur; sie ist hier fast „unwillkürlich".

Übung erreicht, wie später zu zeigen sein wird, ein Lösen fester Koordinationen, ein Isolieren der Einzelinnervation, ein Ausschalten der Mitbewegungen, welche letztere physiologisch im Kindesalter und bei unintelligenten Erwachsenen, pathologisch bei Intelligenzdefekten, bei Läsionen der Pyramidenbahn, bei peripherischen Lähmungen etc. eine prävalierende Stellung im Bewegungsmechanismus einnehmen. Genaue Kenntnis des funktionellen Einzeleffekts, präzise Konzentration der Aufmerksamkeit auf das Bewegungsziel, Kontrolle der einzelnen Bewegungsphasen durch die begleitenden Lagegefühlseindrücke, (eventuell auch durch andere Sinnesempfindungen: Gesicht, Gehör) sind Vorbedingungen für alle Übungen (siehe auch weiter unten bei „Übungstherapie" und „Sport"). Mit zunehmender „Fertigkeit" kann die Konzentrierung ohne Schaden für die Präzision abflachen, es tritt eine mehr oder weniger große Unabhängigkeit der Bewegung von der Aufmerksamkeit, eine Freiheit der Einzelbewegung auf, die sich schließlich bis zur Automatie steigern kann.

Bei diesem im wesentlichen psychischen Charakter der Übung ist es verständlich, daß isolierte Muskelgymnastik wohl erlernbar, aber nicht lehrbar ist. Was gelehrt werden kann und im folgenden angegeben werden soll, ist 1. die spezifische Bewegung, d. h. die Funktion jedes (bzw. jedes praktisch dafür in Betracht kommenden) Körpermuskels; mit der Kenntnis der Funktion fällt die der Muskelübung zusammen: stärkste Übung wird erreicht, wenn die aktive Bewegung des Einzelmuskels durch Widerstand verhindert resp. während der isolierten Kontraktion durch passive, vom Gymnasten ausgeführte Gegenbewegung eine Dehnung des kontrahierten Muskels versucht wird (s. oben S. 26); 2. sind es gewisse, der praktischen Erfahrung entnommne Übungsregeln, insbesondere betreffend die bequemste

---

[1]) Dabei sehe ich hier ganz davon ab, daß überhaupt niemals und nirgends eine tatsächlich isolierte aktive Kontraktion eines Muskels möglich ist, weil sich immer Synergisten, Antagonisten, gliedfixierende und körperbalanzierende Muskeln mitkontrahieren müssen. Hier, wo es sich nicht um physiologische, sondern um praktisch-therapeutische Fragen handelt, berücksichtigen wir nur die sichtbare und fühlbare Bewegung des Muskels, nicht seine Kontraktion an sich.

Körper- und Körperteilhaltung zur Ausführung der isolierten Bewegung; dabei soll das Wort „isoliert" nicht im strengsten Sinne gebraucht, sondern eine für praktische Zwecke ausreichende Heraushebung aus den Synergisten und Antagonisten darunter verstanden werden. Grundlage für die Darstellung, die übrigens gleichzeitig als Anleitung zur funktionellen Muskelprüfung (und zum sportlichen Training) benutzt werden kann, bildet neben dem klassischen Werk von Duchenne und manchen späteren Forschungen auch eigene Arbeit, unter anderem meine Untersuchungen über die methodische Palpation des menschlichen Körpers und über die elektromotorischen Punkte. (Natürlich decken sich „Funktion" und „elektrische Reaktion" eines Muskels nicht.)

Inwieweit die isolierte Muskelgymnastik auch außerhalb des oben umschriebenen Anwendungsgebietes, besonders also für Gesunde als sportliche Vorübung resp. als Ersatz für Turnen oder schwedische Gymnastik nutzbringend sein kann, muß der Erfahrung überlassen bleiben. An einzelnen Orten Deutschlands werden neuerdings, wie ich höre, dahingehende Versuche gemacht. Ohne a priori über deren Wert entscheiden zu wollen, möchte ich raten, die Erwartungen nicht zu hoch zu spannen: für den Gesunden ist jedenfalls die Erwerbung möglichst reichhaltiger, sicher funktionierender Koordinationskomplexe ungleich wertvoller als eine noch so weitgehende Isolierfähigkeit resp. Volumszunahme der einzelnen Körpermuskeln.

Ähnliche Erwägungen spielen anscheinend auch bei der Erfindung des Herrn Jaques-Dalcroze eine Rolle, der nach einer eigenen Methode in Hellerau bei Dresden und neuerdings auch an anderen Orten Kindern und Erwachsenen gymnastischen Unterricht erteilt. Das Wesen seiner „rhythmischen Gymnastik" besteht — aus der unklaren und etwas koketten Phraseologie der Hellerauer Schule in eine verständlichere Sprache übersetzt — darin, daß wechselnde musikalische Rhythmen durch entsprechende mannigfaltig kombinierte Bewegungen verschiedener Körperbezirke oder durch Hemmung derartiger Bewegungen zum sichtbaren Ausdruck gebracht werden. Während der Exerzitien, unter denen Schreitübungen mit gleichzeitigen Bewegungen in den großen Gelenken der oberen Extremität einen breiten Raum einnehmen, die aber auch auf Ausbildung des „Tonsinns" und plastischer Körperhaltung ausgehen, sind die Ausführenden nur mit Badeanzügen bekleidet. Im Gegensatz zu anderen Arten körperlicher Veranschaulichung musikalischer Gebilde, wie den Reigentänzen, den antiken Schreitchören, den Tänzen der Isadora Duncan u. ähnl., wird hier der Hauptnachdruck auf Einübung schwieriger rhythmischer Koordinationen gelegt: so wird z. B. mitten in einer generellen rhythmischen Bewegung des Körpers — Marschieren mit Armbewegungen oder dgl. — plötzliche partielle Hemmung einer Einzelbewegung bei Fortdauer der übrigen verlangt, ebenso Bewegung eines oder beider Arme im $^2/_4$ Takt mit gleichzeitiger Bewegung eines Fußes im $^3/_4$ Takt, oder $^2/_4$ Takt-Bewegung eines Armes gleichzeitig mit $^3/_4$ Takt-Bewegung des anderen und mit Marschieren im $^5/_4$ Takt etc.

Die Erfahrung müßte lehren, ob und inwieweit eine solche rhythmische Schulung für die psychomotorische Erziehung von ungelenken Personen, seien es normale Kinder, besonders aus den ärmeren Klassen oder der Landbevölkerung, seien es Psychopathen oder Schwachsinnige, von Nutzen werden kann. Allerdings wäre in bezug auf diesen Punkt der Nachweis für die Überlegenheit der Jaques-Dalcrozeschen Methode über den gewöhnlichen Musik- und Tanzunterricht erst noch zu erbringen. Vollends aber fehlt jeder Anhaltspunkt für die Annahme, daß dem Verfahren mit seiner einseitigen Berücksichtigung des Rhythmus in bezug auf „Schulung zerebraler Hemmungen und Bahnungen" (H. Haenel) und damit für die Entwickelung von Zielbewußtsein, Sicherheit oder gar von Mut und Ausdauer (vgl. das 6. Kapitel „Sport") bei Jugendlichen eine besondere spezifische Wirkung bzw. ein anderer oder auch nur der gleiche Wert zukommt wie dem Turnen und anderen Sportarten. Dazu kommt, daß sich dem ärztlichen Zuschauer der

Vorführungen unwillkürlich der Zweifel aufdrängt, ob für Kinder im Pubertätsalter eine so intensive Hinlenkung auf die Reize rhythmischer Bewegungen des
eigenen und fremden (unbekleideten) Körpers ganz unbedenklich ist, ein Zweifel,
der durch den Eindruck bekräftigt wird, daß es offensichtlich in der Tat mindestens
bei einem Teil der Kinder zur Ausbildung einer frühreifen und namentlich bei den
mitwirkenden Knaben abstoßenden Koketterie gekommen ist. Faßt man das
zusammen, so erscheint doch wohl gegenüber der „rhythmischen Gymnastik"
als therapeutischem oder ärztlich-pädagogischem Verfahren — unbeschadet ihrer
etwaigen Bedeutung auf dem Gebiete der Ästhetik, der Musik und der Tanzkunst —
einstweilen und bis auf weiteres eine weise Zurückhaltung dringend geboten.

## Übungen der Kopf- (und Gesichts-) Muskeln.

**Funktion:** M. (epicranius) frontalis faltet die Stirn quer und hebt die
Brauen (Erstaunen). M. (epicranius) occipitalis schiebt die Kopfhaut rückwärts
und faltet sie quer. M. orbicularis oculi (pars orbitalis) macht Blinzeln und Augenschluß. M. corrugator supercilii runzelt die Haut zwischen den Brauen senkrecht (Unmut, Nachdenklichkeit). M. nasalis verengt die Nasenöffnung. M. procerus faltet die Nasenwurzelhaut quer. M. depressor septi zieht das Septum abwärts. Caput angulare des M. quadratus labii sup. erweitert das Nasenloch,
Caput infraorbitale hebt die Mitte der gleichseitigen Oberlippenhälfte (teilweise
Zahnentblößung), Caput zygomaticum zieht dieselbe lateral-aufwärts (weinerlicher Ausdruck). Nasenrümpfen ist eine kombinierte Wirkung mehrerer Muskeln.
M. caninus zieht den Mundwinkel aufwärts, M. risorius lateral (Lächeln), M. zygomaticus lateralaufwärts mit Vertiefung der Nasolabialfurche und Wangenhautfaltung (Lachen), M. buccinator drückt die Wange unter Hautfaltung an die
Zähne. M. orbicularis verengt die Mundspalte und spitzt den Mund (Pfeifen
und Küssen). Ein in den geschlossenen Mund gelenkter Exspirationsstrom (nicht
die Funktion eines bestimmten Muskels) bläst die Backen auf. M. triangularis
senkt den Mundwinkel, M. quadratus menti die Unterlippe, M. mentalis hebt
und runzelt das Kinn. Mm. masseter, temporalis und pterygoideus internus
pressen die Kiefer auf einander (Kauen), M. pterygoideus externus schiebt beim
Mundöffnen den Kiefer-Kondylus auf den Gelenkhöcker.

Mm. recti oculi bewegen den Bulbus vertikal und horizontal, M. levator
palpebrae hebt das Oberlid. Die übrigen Augenmuskeln sowie die Ohrmuskeln
kommen praktisch für Übungszwecke nicht in Betracht.

**Übungsregeln:** Man übe vor dem Spiegel. Isolierung gelingt in der
Regel — aber auch gewöhnlich nur unter Mitbewegung von Nachbarmuskeln — für den M. orbicularis oculi, M. zygomaticus, M. risorius,
M. buccinator, M. triangularis und M. levator palpebrae. Für die übrigen
ist sie nur schwer (doppelseitig-gleichzeitig etwas leichter),
erzielbar, fast gar nicht oder gar nicht (auch nicht doppelseitig-gleichzeitig) bei der Mehrzahl der Menschen für die äußeren Ohrmuskeln,
gar nicht für die schiefen Augenmuskeln, den M. procerus nasi u. a. Auch
die getrennte Innervation der Kaumuskeln gelingt in der Regel nicht.
Der M. rectus oculi externus einer Seite wird bekanntlich immer gleichzeitig mit dem internus der anderen bewegt. Bei mimischer Ungeschicklichkeit kann man durch Setzen von Widerständen oft noch Innervation erzielen, z. B. für den M. epicranius frontalis durch passiven
Augenschluß und gleichzeitige Aufforderung, die Augenöffnung aktiv zu
erzwingen. Eine eigentliche Widerstandsgymnastik existiert für alle diese
Muskeln nicht, ebensowenig eine passive (vgl. über Fazialislähmung und
Augenmuskellähmung im speziellen Teil).

# Übungen der Hals- (Nacken-, Zungen- und Gaumen-) Muskeln.

**Funktion.** Platysma hebt die Halshaut, zieht den Mundwinkel herab. M. digastricus hebt das Zungenbein, die beiderseitigen öffnen den Mund bei fixiertem Zungenbein, ebenso (kräftiger) M. geniohyoideus. M. mylohyoideus hebt den Mundhöhlenboden. M. stylohyoideus zieht das Zungenbein schräg nach hinten-oben, M. omohyoideus (oberer Bauch), Mm. sternohyoideus, sternothyreoideus und thyreohyoideus nach abwärts, die beiden letzteren heben und senken den Kehlkopf. M. omohyoideus (unterer Bauch) spannt die Halsfaszie. Beim Schluck-akt wirken fast alle diese Muskeln neben den Schlundmuskeln mit. — M. genio-glossus zieht die gleichseitige Zungenbasishälfte vorwärts-medial, wobei die Zungenspitze nach der Gegenseite abweicht (die beiderseitigen strecken die Zunge heraus). M. hyoglossus zieht die Zunge abwärts-rückwärts; M. styloglossus ein-seitig seitwärts, doppelseitig rückwärts. Mit den Zungen-Binnenmuskeln zu-sammen verändern die genannten die Zungenform (senk- und wagrechte Biegung, Abflachung, Rinnenbildung). — M. uvulae verkürzt das Zäpfchen und richtet dessen Spitze rückwärts, M. levator veli hebt das Gaumensegel. Die isolierte Übung der anderen Gaumenmuskeln ist nicht ausführbar. Auch die einzelner Kehlkopfmuskeln kommt nicht in Betracht.

M. sternocleidomastoideus beugt und dreht — einseitig — die Halswirbel-säule mit Senkung des gleichseitigen Ohres und Kinnhebung nach der Gegen-seite, schiebt — doppelseitig — den Kopf mit Kinnhebung vor und fixiert ihn in jeder Lage. M. levator scapulae hebt den medialen Schulterblattwinkel, danach die ganze Skapula. M. splenius capitis zieht den Kopf, M. splenius cervicis den Hals rückwärts, beugt und dreht ihn nach der gleichen Seite. Mm. scaleni heben die erste Rippe, beugen bei fixierter Rippe die Hals- und Wirbelsäule. Mm. complexus und biventer ziehen den Kopf rückwärts, ebenso Mm. recti capitis posteriores und obliquus superior sowie die Kopfteile der langen Rückenmuskeln (s. d.), während Mm. rectus anterior und longus capitis ihn vorwärts beugen, M. rectus lateralis ihn seitwärts neigt und M. obliquus inferior ihn mit dem Atlas nach der gleichen Seite dreht. Die Isolierung ist kaum ausführbar. M. trapezius siehe unter Schultermuskeln.

**Übungsregeln**: Die Grund- und Ausgangsstellung ist in der Regel gleichgültig. Zur Übung der Nackenmuskeln kann liegende Ausgangs-stellung vorteilhaft sein. Reine Isolierung ist fast nie zu erzielen, eine Minderzahl von Menschen kann das Platysma isoliert resp. mit den Kinn-und Mundwinkelmuskeln gemeinsam innervieren. (Über die Methoden, einzelne Halsmuskeln durch Kombination verschiedener Bewegungen oder Stellungen zur Prominenz zu bringen vgl. meine „Methodische Palpation", Bd. III.) Die Gaumen- und Kehlkopfmuskeln werden immer, die Zungenmuskeln meist, die Zungenbodenmuskeln sehr oft doppelseitig-gleichzeitig innerviert. Auf die Vorgänge beim Schlucken, Sprechen, Singen etc. kann hier nicht näher eingegangen werden.

# Übungen der Arm- und Schultermuskeln.

**Funktion:** M. pectoralis maior senkt und adduziert den Oberarm. M. pec-toralis minor senkt das Akromion und hebt bei Armfixation die 2.—5. Rippe. M. serratus anterior drückt die Skapula unter Hebung des Akromion an den Thorax und zieht sie, besonders ihren unteren Winkel, nach vorn-oben. M. tra-pezius hebt Akromion und die ganze Skapula; die obersten Bündel senken den Hinterkopf nach der gleichen Seite unter Kinnhebung nach der Gegenseite; die untersten adduzieren die Skapula an die Wirbelsäule (in der Richtung nach abwärts). Mm. rhomboidei adduzieren sie in der Richtung nach aufwärts unter Andrücken an den Thorax. Pectoralis maior, Serratus und Trapezius helfen bei der Armhebung, ebenso der M. supraspinatus. Er fixiert außerdem den Humeruskopf in der Pfanne und rotiert ihn nach außen; letzteres tun stärker M. infraspinatus und M. teres minor. M. subscapularis ist Innenrotator. Mm. latissimus dorsi und teres maior senken den erhobenen Arm, ziehen den hängenden medial-rückwärts. Der erstere streckt — doppelseitig — den Rumpf und neigt ihn — einseitig — seitwärts; der Teres maior nähert die Skapula dem fixierten Arm.

M. deltoideus hebt den Arm, die vordere Portion vorwärts, die mittlere lateral, die hintere rückwärts; M. coracobrachialis hebt ihn medial-vorwärts. M. triceps streckt den Ellbogen, M. brachialis beugt ihn, M. biceps ebenfalls und zwar unter Supination, M. brachioradialis unter Pronation [1]). Mm. pronatores (teres und quadratus) pronieren. M. supinator (brevis) supiniert. Mm. flexores carpi (radialis und ulnaris) beugen das Handgelenk, der erste mehr ulnar, der zweite teilweise radial. M. palmaris longus springt vor, wenn die Daumenkuppe sich der des Kleinfingers bei gebeugtem Handgelenk nähert. M. flexor digitorum sublimis beugt die zweiten, profundus die dritten Phalangen der vier letzten Finger (letzterer aktiv nicht isolierbar). M. flexor pollicis longus beugt das Daumenendglied. Mm. extensores carpi strecken das Handgelenk, der Radialis longus radial, der Radialis brevis grade dorsalwärts, der ulnaris ulnar. M. extensor digitorum comm. streckt die ersten Fingerglieder, Mm. extensores indicis und digiti V. proprii unterstützen ihn. Der dritte Finger ist schwer, der vierte noch schwerer einzeln extendierbar. Mm. abductor longus und extensor brevis pollicis abduzieren den Daumen, ersterer auch die ganze Hand. M. extensor longus adduziert den Daumen und streckt sein Endglied. Mm. opponens und flexor brevis poll. (oberflächlicher Kopf) opponieren stark, M. abductor brevis schwächer, abduziert stark. M. adductor und tiefer Kopf des Flexor beugen unter Ab- und Adduktion (letzterer auch schwacher Opposition) das Daumengrundglied. Mm. interossei und lumbricales ab- und adduzieren die Finger unter Beugung ihrer Grund- und Streckung ihrer Mittel- und Endglieder. M. palmaris brevis schiebt das Hypothenar-Fett volarwärts. M. opponens digiti V. opponiert den Kleinfinger, M. flexor beugt dessen Grundphalanx, M. abductor abduziert ihn unter Beugung der Grund- und Streckung der Mittel- und Endphalanx.

**Übungsregeln:** Grundstellung für Übung des Deltoideus und der Schultermuskeln ist Stehen oder — bei kräftigeren Personen ganz besonders wirkungsvoll — Hängen. Im letzteren Falle ist indessen Isolierung nicht zu erreichen, sondern viele Hand-, Nacken-, Rumpf- und Beinmuskeln werden mitgeübt (Klimmzüge, Klettern, Turnen am Reck, Barren, Ringen etc.): die Grenze zwischen Gymnastik und Sport ist damit überschritten. Zur manuellen Widerstandsübung des Deltoideus wird der Arm passiv an den Thorax gedrückt. Die übrigen Armmuskeln können im Stehen oder Sitzen geübt werden. Zur Übung der Strecker und Beuger von Hand und Fingern und der Pronatoren und Supinatoren legt man den Vorderarm flach auf eine Tischplatte und zwar mit der Vola abwärts zur Übung von Streckung und Supination, mit der Vola aufwärts zu Beuge- und Pronationsübungen. Durch Druck von oben können manuelle Widerstände appliziert werden: man drückt gegen das distale Radiusende zur Übung von Pronation und Supination, gegen den Handrücken zu der der Handextension etc. Opposition des Daumens wird durch dessen passive Abduktion und Extension verhindert. Daumenübungen geschehen am besten bei aufgestütztem Ellbogen, die der Interossei entweder bei flach (Vola abwärts) aufgelegtem Vorderarm,

---

[1]) Ellbogenbeugung gegen Widerstand bei mäßig abduziertem Oberarm in Mitte zwischen Pronations- und Supinationsstellung des Vorderarmes läßt ihn vorspringen.

wobei die Hand vom Handrücken aus fest gegen die Unterlage gedrückt und nun gegen diesen Widerstand die Finger genähert und entfernt werden, oder so, daß die Hand frei über die Tischkante hängt, während die Grundphalangen in Streckung fixiert gehalten werden und nun aktiv oder gegen Widerstand Streckung der Endphalangen ausgeführt wird. Zur Beugung und Streckung des Ellbogens gegen Widerstand kann der Ellbogen aufgestützt werden.

Die „Fingerübungen" der Musiker, durch die ja weniger Kraftzuwachs als Abnahme des Ermüdungsgefühls für die eingeübte Tätigkeit (Hasebroek) neben der erstrebten „Ausschleifung" von Koordinationsbahnen erreicht wird, können bei Lähmungen, die ataktische Komponenten (wie manche Hemiparesen) oder pathologische Bewegungsverlangsamung (Spasmen, Paralysis agitans, sog. Adiadochokinesis) aufweisen, therapeutisch versucht werden.

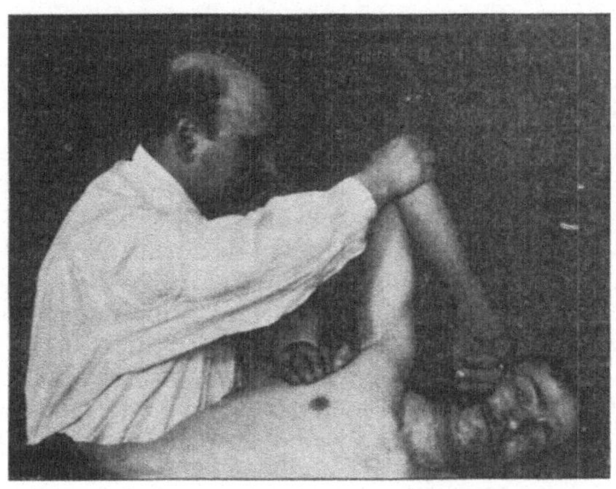

Abb. 13.   Passive Armhebung.

Für passive Bewegungen im Sinne von Beugung, Streckung, Adduktion und Abduktion gilt ganz allgemein, d. h. bei aktiven Bewegungsdefekten (Lähmungen etc.) ebenso wie bei passiven (Gelenk-, Sehnenscheiden-Erkrankungen, Kontrakturen, Ankylosen), und sowohl für Gymnastik am Arm als am Bein oder am Rumpf, folgende Übungsregel: Von den beiden Knochen, die ein passiv zu bewegendes Gelenk bilden, wird der proximale mit seiner Streckseite manuell oder maschinell fixiert, der distale nicht sehr dicht am Gelenk von der Seite der falschen Stellung her gepackt und nach der gewünschten hingedrängt. So wird also z. B. bei Ellbogenbeugekontraktur der Oberarm mit der Streckseite auf die Tischplatte gelegt, dort festgehalten, der Vorderarm in der Mitte seiner Länge von oben gepackt und in Streckung gedrängt etc. Besonders falsch ist ein Anpacken an einem bei der Bildung des Gelenks unbeteiligten Knochen: am Vorderarm zur Schulterübung, an der Hand zur Ellbogenstreckung etc. —

Cohn.     3

Ergänzend sei folgendes erwähnt: Zur passiven Supination ruht der Vorderarm besser mit der Volarfläche auf der Unterlage, der Angriff der Bewegung erfolgt hier — wie auch bei passiver Pronation — von der Radialseite her dicht oberhalb des Handgelenks, die Fixation am Vorderarm distal vom Olekranon. Von der Zahl der zur passiven Hebung des Arms — Abduktion im Schultergelenk — möglichen Methoden bevorzuge ich seit Jahren folgende (Abb. 13): der Patient liegt mit der gesunden Körperseite auf einem Diwan od. dgl., eine Hand des Gymnasten — beim rechtsseitigen Gelenk die linke — wird mit dem Dorsum aufwärts in die Achselhöhle geführt und drückt kräftig den lateralen Schulterblattrand vom Arm fort zum Thorax, während gleichzeitig die andere (in unserem Beispiel die rechte) Hand ebenfalls von der Achselhöhlenseite her, aber mit aufwärts gerichteter Vola, den Oberarm unweit oberhalb des Ellbogens fest umgreift und langsam, aber stetig — nicht ruckweise — vom Thorax abdrängt; der Patient muß währenddessen fortwährend rasche, flache Atembewegungen ausführen. Bei der oft großen Schmerzhaftigkeit dieser Übung ist vorsichtige Abstufung der Größe des Abduktionswinkels und der Zahl der Wiederholungen nötig.

Für die passive Lösung hemiplegischer (monoplegischer etc.) Fingerkontrakturen, bei denen meistens die Mittel- und Endphalangen in Beugung fixiert sind, empfiehlt es sich, zunächst das Handgelenk passiv extrem zu flektieren: dadurch erfolgt in der Regel Beseitigung des Fingerspasmus; die nunmehr schlaff herabhängenden Finger legt der Gymnast in seine Handfläche, klemmt sie zwischen seinen eigenen Thenar und seine gestreckten Finger und versucht jetzt, während seine andere Hand das kranke Handgelenk fixiert, eine gleichzeitige passive Hand- und Fingerstreckung am gelähmten Arm. In ähnlicher Weise erleichtert man sich die Lösung der hemiplegischen Ellbogen-Beugekontraktur durch starke passive Adduktion des gelähmten Oberarms an den Thorax, die der Pronationskontraktur durch extreme passive Ellbogenbeugung etc. — Vgl. auch unter „Lähmungen", „Beschäftigungsneurosen" etc. im speziellen Abschnitt.

Die Bündel des Fingerstreckers für den vierten Finger sind isoliert aktiv nicht innervierbar, ebensowenig der M. flexor digitorum profundus. Die Trennung vieler Synergisten, wie der beiden Pronatoren, der Interossei und Lumbricales, der Extensoren und Abduktoren des Daumens etc. ist ebenfalls schwer oder unmöglich.

### Übungen der Hüft- und Beinmuskeln.

**Funktion:** M. glutaeus maximus hebt den Rumpf bei fixiertem Schenkel (Steigen), streckt sonst das Femur mit schwacher Außenrotation und adduziert die Hinterbacke. M. glutaeus medius abduziert das Femur und rotiert es — im vorderen Abschnitt (zusammen mit M. gl. minimus) nach innen, im hinteren nach außen; fixiert das Becken am Oberschenkel. Mm. piriformis, gemelli, obturator internus und externus, quadratus femoris sind Außenrotatoren des Femur, die meisten abduzieren es auch. M. iliopsoas beugt das Hüftgelenk — je nach Fixation das Femur oder den Rumpf — mit Außenrotation; M. tensor fasciae mit Innenrotation. M. adductor magnus adduziert kräftig das Femur, des-

gleichen Mm. pectineus, adductor longus, brevis und minimus — diese vier mit
Hüftbeugung und Außenrotation, M. gracilis mit schwacher Kniebeugung und
Innenrotation. M. quadriceps streckt den Unterschenkel (M. rectus beugt auch
bei gebeugtem Knie die Hüfte). Mm. biceps, semitendinosus und semimembranosus
strecken die Hüfte und beugen den Unterschenkel, wobei der erstere auswärts rollt,
die letzteren einwärts (unter Mitwirkung des M. popliteus). M. triceps surae macht
Plantarflexion des Fußes mit Hebung des Innenrandes (M. soleus). M. tibialis
posterior hebt den Innenrand unter Vertiefung der Fußwölbung. M. tibialis anterior
hebt den inneren Fußrand, M. peronaeus longus senkt ihn und hebt den Außenrand, ebenso (schwach) M. peronaeus brevis, der hauptsächlich abduziert.
M. extensor digitorum longus (mit M. peronaeus tertius) dorsalflektiert und hebt
den Außenrand, streckt 2.—5. Zehe; desgleichen — aber kräftiger und unter
gleichzeitiger Lateralziehung — der M. extensor digitorum brevis. M. extensor hallucis longus streckt die Grundphalanx der großen Zehe, ebenso — mit Lateralziehung — der M. extensor hallucis brevis. M. flexor digitorum longus macht Plantarflexion des Fußes (mit Hebung des medialen Fußrandes) und der Endphalangen
der 2.—5. Zehe, letzteres gemeinsam mit M. quadratus plantae, M. flexor digitorum brevis Plantarflexion der Mittelphalangen, M. flexor hallucis longus der
1. und 2. Zehe (mit Fußplantarflexion), M. flexor hall. brevis der ersten Zehe,
M. abductor hallucis Plantarflexion und Medialwärtsbewegung des Hallux, M.
adductor hallucis Plantarflexion und Lateralwärtsbewegung. Mm. abductor,
flexor und opponens digiti quinti ziehen die kleine Zehe plantarwärts, die beiden
ersten auch lateral-, der letzte medialwärts. Mm. interossei und lumbricales
wirken analog den gleichnamigen Handmuskeln.

**Übungsregeln**: Aktive, passive und Widerstandsgymnastik der
Beuger und Strecker des Unterschenkels geschieht am besten in Bauchlage des Patienten, die der Adduktoren in Rückenlage, die der Gesäßmuskeln im Stehen, die der übrigen im Sitzen, Stehen oder Liegen.
Hängende Grundstellung kommt lediglich zu sportlichen (turnerischen)
Zwecken in Betracht. Darüber sowie über die Bedeutung der Gehübungen und der davon abgeleiteten und ähnlichen Bewegungskomplexe (Laufen, Marschieren, Bergsteigen, Springen etc.) s. unter „Sport"
und „Übungstherapie". Vgl. auch bei „Lähmungen".

Über die Regeln für die Ausführung passiver Bewegungen s. oben
bei „Armmuskeln". Aktive kräftige (Widerstands-) Dorsalflexion
des Fußes erreicht man, wenn man, am Fußende des Lagers stehend,
den in Rückenlage befindlichen Patienten gegen dessen Widerstand
am dorsalflektierten Fuße zu sich heranzuziehen sucht; Plantarflexion,
wenn bei gleicher Stellung der Patient die gegen die vordere Sohlenpartie
drückende Faust des Arztes abwärts drängt. Zur Widerstandsadduktion
des Oberschenkels drückt man von medialwärts her, zur Abduktion
von lateralwärts her gegen das Knie. Der Sartorius wird in der Regel
sichtbar, wenn der Sitzende mit der Ferse des in Hüfte und Knie gebeugten und dabei außenrotierten Beines das andere Knie berührt.
Seine isolierte Übung ist selten erforderlich. Die Glutäalmuskeln übt
man mittels Steigeübungen oder durch Stehen auf einem Beine, durch
letzteres auch den M. tensor fasciae. — Über die Methoden zur passiven
und aktiven Dehnung des N. ischiadicus s. unter „Neuralgien".

Die Fähigkeit der willkürlichen Muskelisolierung ist am Bein erheblich geringer als am Gesicht und besonders am Arm. Meistens
macht es schon Schwierigkeiten, die große Zehe für sich oder die Ge-
samtheit der übrigen für sich zu innervieren, Dorsal- und Plantarflexion

im Sprunggelenk ohne Mitbewegungen auszuführen. Auch die Gesäßmuskeln sind kaum ohne besondere darauf gerichtete Übung isolierbar. Für die klinische Praxis ist die Trennung in der Regel bedeutungslos; man kann sich gewöhnlich mit den Gruppenübungen der „schwedischen" Gymnastik begnügen.

### Übungen der Rumpfmuskeln (inkl. Atemmuskeln).

**Funktion:** Der Hauptinspirationsmuskel ist das Diaphragma. Hilfsmuskeln sind die Mm. scaleni, ein Teil der Mm. intercostales und serrati posteriores, Mm. sternocleidomastoidei, pectorales, trapezius, subclavius; Exspirationsmuskeln sind außer den Bauchmuskeln Mm. subcostales, ein Teil der Mm. intercostales und serrati posteriores, M. transversus thoracis.

M. rectus abdominis deprimiert die mediale Partie der Bauchwand, die obere Portion zieht den Nabel aufwärts, die untere abwärts; er beugt den Rumpf, hebt bei Thoraxfixation das Becken. Auch die Mm. obliqui machen Rumpfbeugung und Beckenhebung, M. obliquus externus mit Rumpfdrehung nach der Gegenseite, internus nach der gleichen Seite. Beide Obliqui ziehen die Bauchwand aufwärts, externus lateralwärts, internus medialwärts. M. transversus abdominis senkt die Rippen. M. quadratus lumborum neigt die Wirbelsäule nach seiner Seite.

Mm. iliocostales, longissimi, spinales, semispinales, rotatores, interspinales, intertransversarii und multifidus biegen die Wirbelsäule — die vier ersten in ihren Kopfteilen den Kopf — nach hinten, iliocostales und longissimi gleichzeitig nach der gleichen Seite, semispinales nach der Gegenseite.

**Übungsregeln:** Die Atemmuskeln kann man im Stehen, im Sitzen, im Liegen oder im Gehen (nach Oertel besonders bei methodischem Bergsteigen) üben. Für die Rumpfbewegungen ist stehende, sitzende und liegende Grundstellung zulässig.

Isolierte Übung der Muskeln dieser Bezirke gelingt nicht, wenn nicht eine besondere daraufhin gerichtete Trainierung vorangegangen ist, und auch dann immer nur in geringem Umfange.

Atemübungen bestehen in gleichmäßigen In- und Exspirationen, die bald tiefer, bald oberflächlicher, bald schneller, bald langsamer ausgeführt werden können. Unterstützt werden sie durch gewisse Armbewegungen: bei hängendem Arm werden die Schulterblätter des Stehenden aktiv einander genähert, die Bauchwand eingezogen, die Wirbelsäule möglichst gestreckt; jetzt werden unter Inspiration die Ellbogen ohne sonstige Stellungsänderung gebeugt und unter Exspiration kräftig gestreckt; oder es werden beide Arme in Ellbogenstreckung bis zur Horizontalen oder Vertikalen vom Thorax abduziert (Arme seitwärts heben) und wieder adduziert (Arme senken): in der ersten Phase wird eingeatmet, in der zweiten ausgeatmet. Auch Rückwärts- und Vorwärtsbiegen des Rumpfes wirkt in ähnlichem Sinne. Auf die passive Atemgymnastik (bei Asphyxie etc.) kann hier nicht eingegangen werden.

Zur Kräftigung der Rücken- und Bauchmuskulatur dienen Rumpfbeugungen und -streckungen sowie Rückwärtsbiegungen, Seitwärtsneigungen und — in geringerem Grade — Drehungen. Diese Übungen macht der Patient im Stehen mit gestreckten Knien. Dabei können die Arme im Ellbogen gestreckt bleiben und werden beim Beugen abwärts, beim Strecken und Rückwärtsbiegen aufwärts gerichtet oder die Hände liegen auf den Hüftbeinkämmen (Hüften fest!). — Eine erhebliche Kräftigung der Bauch- und Rückenmuskeln, namentlich der ersteren, die aber ziemliche Anstrengung erfordert, erreicht man durch aktives Aufrichten des Rumpfes bei gestreckten Knien (wobei der Arzt die Knie oder auch nur eines derselben in Streckung festhält) aus der Rückenlage. Man übt es auf dem Fußboden (Teppich) oder auf einem nicht zu weichen Diwan.

Zur Behandlung der Magen-Darmneurosen, besonders der Obstipation, sowie der Ischias sind besondere Rumpfübungen vorzunehmen. S. darüber die betreffenden Kapitel.

## Instrumentelle Gymnastik.

Zur Unterstützung der manuellen Gymnastik resp. zur genaueren Dosierung, Kontrollierung und Messung der dabei aufgewandten Kraft hat als erster in den Jahren 1857—1865 Gustaf Zander in Stockholm Apparate konstruiert, die genial ersonnen sind und eine große Verbreitung gefunden haben (u. a. in sog. mediko-mechanischen Instituten). Er teilt sie in vier Gruppen und unterscheidet solche 1. für aktive, 2. für Balancier- und passive Bewegungen, 3. solche für mechanische Einwirkungen und 4. orthopädische Apparate. Die unter 3 genannten, die einen Ersatz oder eine Hilfe für die manuelle Massage darstellen sollen, sind schon oben (S. 13) als entbehrlich bezeichnet worden, weil kein Apparat (außer solchen für Vibration) die menschliche Hand beim Massieren ersetzen kann; die unter 4 bezeichneten scheiden für unsere Besprechung aus. So bleiben die Apparate für aktive und passive Bewegungen übrig, deren es etwa 44 gibt (s. weiter unten). Bei der Konstruktion der aktiven Apparate hat der Erfinder ganz besonderen Wert darauf gelegt, die physikalischen Hebelgesetze und die physiologischen Gesetze der Muskelkontraktion genau zu berücksichtigen. Das hat er durch die Einfüh-

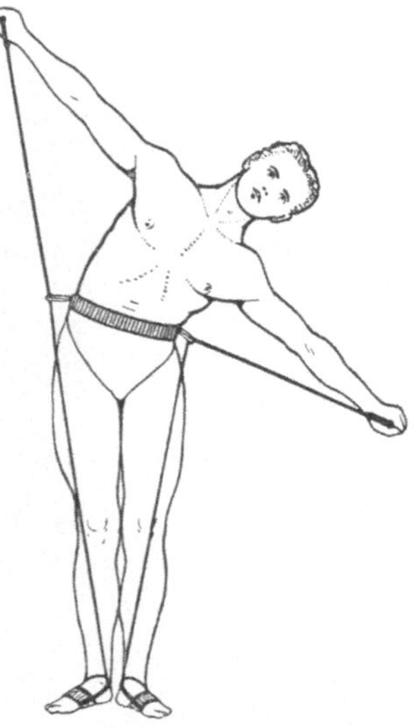

Abb. 14.

Müllers „Autogymnast".

rung des drehbaren Gewichtshebels erreicht, durch den ermöglicht wird, daß während der einzelnen Phasen der Muskelkontraktion die Last des Widerstandsgewichtes, also das Arbeitspensum des Muskels genau parallel der zunehmenden und abnehmenden Kraftentwickelung im Verlaufe der Kontraktionsphasen geht. Das ist der Vorzug dieser Apparate gegenüber denjenigen, bei denen die Widerstände Reibungswiderstände sind — Gärtners Ergostat, Funkes Dynamostat, Nykandersche Apparate — oder elastische Widerstände (Gummi, Federn

u. dgl.) — Goodyears „Restaurator", Sandowsche Hanteln, Sachs-
sche Apparate, G. Müllers „Autogymnast" (Abb. 14), Steins „Exer-
citeur" — oder endlich hebbare Gewichte, deren Schnüre über Rollen
laufen — Apparate von Diehl, Burlot, Thilo usw. Alle diese
und viele andere Apparate, die als billigerer Ersatz für die kost-
spieligen Zanderschen Maschinen empfohlen worden sind (Regenerator,

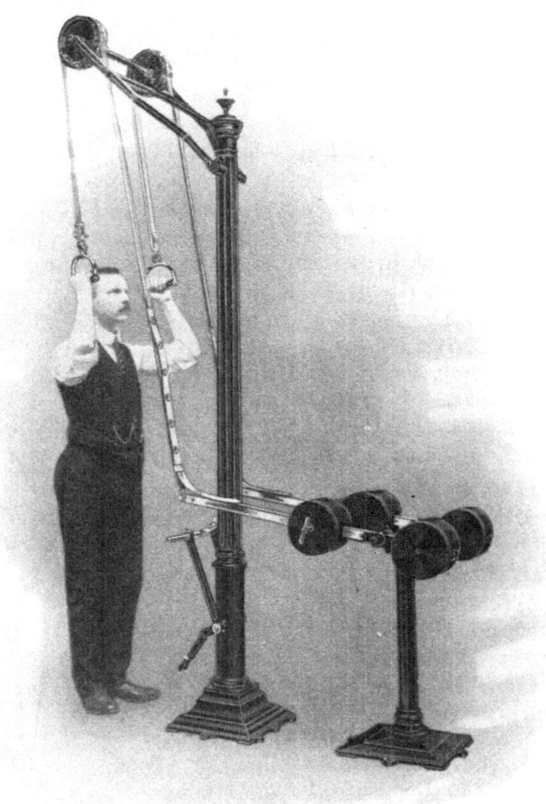

Abb. 15. Zanders Apparat A 3: Aktiv Armsenken und Ellbogenbeugen.

Unikum, Kugelstabapparate usw.) können als Notbehelfe immerhin
mit Vorteil Verwendung finden, sind aber mit den Zanderschen, was
Dosierbarkeit der Kraft und der geleisteten Arbeit betrifft, nicht zu
vergleichen. Herz behauptet freilich unter Zanders Widerspruch,
daß auch den Zanderschen Apparaten noch Mängel anhaften, insofern sie zum Teil die morphologischen Verhältnisse der einzelnen
Körpergelenke, sowie die Schwankungen in der Zugkraft der Mus-

kulatur bei verschiedener Gelenkstellung (ausgedrückt im „Gelenk-Muskel-Diagramm") und die Leistungsfähigkeit und Ermüdbarkeit der einzelnen Gelenke nicht genügend berücksichtigen. Auf Grund eingehender Versuche hat dementsprechend Herz in Verbindung mit Bum eigene Apparate unter teilweiser Benutzung der Zanderschen konstruiert, bei denen zwischen Arbeitshebel und Last eine regulierbare exzentrische Rolle eingeschaltet ist. Er unterscheidet 1. Widerstandsapparate, 2. Apparate für Selbsthemmungsgymnastik (Bewegungen bei gespannter Aufmerksamkeit ohne oder gegen sehr kleine

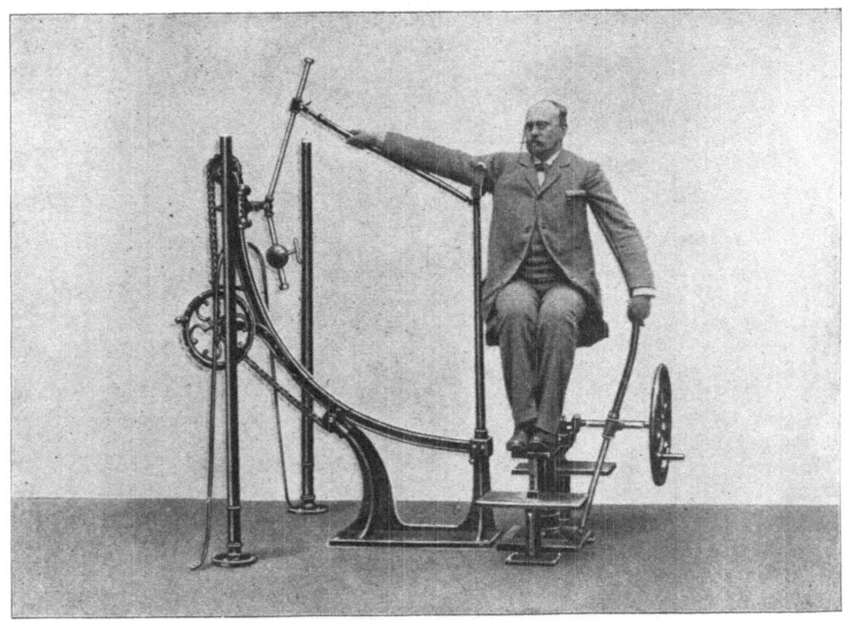

Abb. 16. Zanders Apparat A7: Schulterkreisen.

Widerstände mit einer gleichmäßigen, bedeutend geringeren als der habituellen Geschwindigkeit), 3. Apparate für Förderungsbewegungen (streng rhythmische, durch eine Schwungmasse geregelte Bewegungen ohne oder gegen dosierbaren äußeren Widerstand), 4. passive Apparate. Dazu kommen Erschütterungsapparate.

Von den Zanderschen Apparaten dienen 12 der aktiven Armgymnastik (Heben, Senken, gleichzeitiges Heben und Strecken, Adduzieren, Abduzieren, Schleudern, Drehen, Wechseldrehen, Unterarmbeugen, -strecken, Handbeugen und -strecken, Fingerbeugen und -strecken), 12 der aktiven Beingymnastik (Hüftbeugen, Hüftstrecken, Hüftkniebeugen und Hüftheben, Hüftkniestrecken und Hüftsenken, Beinschließen, Beinspreizen, Treten, Beindrehen, Kniebeugen, Kniestrecken, Fußbeugen und -strecken, Fußkreisen), 9 den Rumpfbewegungen (Vorbeugen, Aufrichten in verschiedener Körperhaltung, Seitlichbeugen, Drehen,

Beckendrehen, Nackenspannen). Dazu kommen 9 Apparate für passive und Balancierbewegungen (Balancieren des Rumpfes, Rotieren im Quersitz, Rotieren im Reitsitz, passive Handbeugung und -streckung, passive Handadduktion und -abduktion, passive Fingerbeugung und -streckung, Brustweitung, Rumpfdrehung und Beckenhebung). Das Herzsche Instrumentarium enthält 5 Apparate für den Kopf, 15 für den Arm, 13 für das Bein und 8 für den Rumpf. Eine Beschreibung dieser und der zahlreichen, von verschiedenen Autoren empfohlenen, mehr oder weniger zweckmäßigen und teilweise recht kompendiösen Apparate (s. oben) muß an dieser Stelle unterbleiben. Die Lehrbücher der Gymnastik und die Spezialschriften, die darüber orientieren, werden im Literaturverzeichnis angegeben werden.

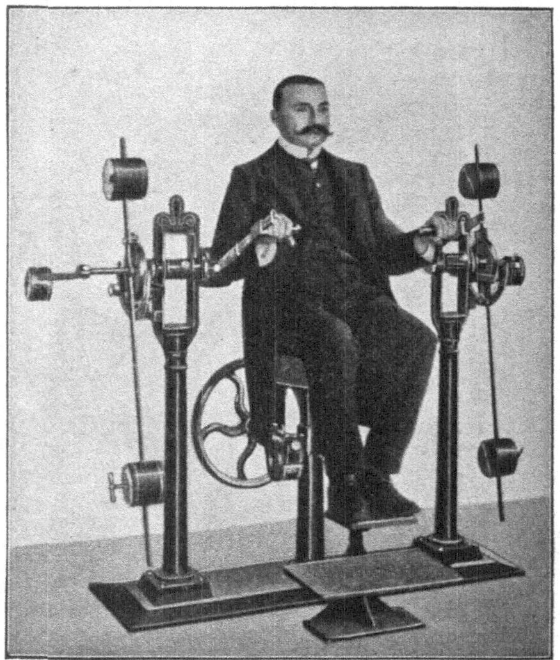

Abb. 17.   Zanders Apparat A 9: Ellbogenbeugen.

Ich begnüge mich hier damit, in Abb. 14 einen einfachen Apparat, G. Müllers „Autogymnast", und in den Abb. 15—22 die Haupttypen der Zanderschen Apparate aus der Fabrik von Rossel, Schwarz & Co., Wiesbaden, vorzuführen, wie sie u. a. in der mechanotherapeutischen Anstalt der Berliner Universität (Prof. Dr. G. Schütz) in Gebrauch sind. Die von anderen Autoren (Herz u. a.) unter Variation des Zanderschen Prinzips aufgestellten Typen weichen in der äußeren Form nur unwesentlich von den hier dargestellten ab. Zweck und Sonderleistung jedes Apparats sind am Fußende der Abbildungen angegeben.

Als Apparate im weiteren Sinne könnten cum grano salis auch die Turngeräte sowie gewisse Sportgeräte (Gewichte etc.) angesehen werden. Während die „Freiübungen" der Turner unter die Gymnastik fallen, besteht zwischen Gerätturnen und Gymnastik der Unterschied, daß die ärztliche Gymnastik die Aufgabe hat, bestimmten lokalen Indikationen zu genügen, bestimmte Muskeln oder Muskelgruppen systematisch nach quantitativer Richtung zu beeinflussen oder in einer bald zu besprechenden Weise methodisch die Blutverteilung zu

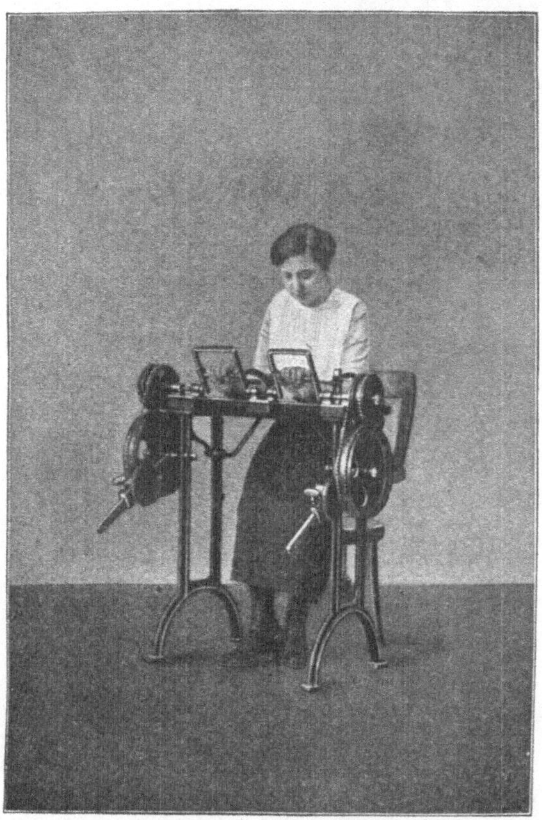

Abb. 18. Zanders Apparat A11: Handbeugen und -Strecken.

regulieren, während das Gerätturnen neben allgemeiner Körperkräftigung vor allem auch die Geschicklichkeit und die Energie ausbilden und bestimmte Koordinationen und Fertigkeiten, wie Springen, Klettern usw., einüben will. Dabei scheut der Turnunterricht auch nicht einseitige Überanstrengungen, die bei der Gymnastik kranker oder schwächlicher Personen unbedingt vermieden werden müssen, und die, wie die Erfahrung lehrt, selbst Gesunde zu schädigen imstande sind. Darum kommen die meisten Turngeräte (Barren, Sprungbrett, Pferd, Kasten, Bock usw.) für die Gymnastik nicht in Betracht. Benutzbar sind Stäbe, leichte (2—5 Pfund schwere) Hanteln, Ringe und in gewissem Umfange das Reck. Die Anwendung dieser Geräte beschränkt sich jedoch auf Unterstützung der

einfachen aktiven Bewegungen, die dadurch in Widerstandsbewegungen ver-
wandelt werden; die Benutzung der Ringe und des Recks kommt vorwiegend
für diejenigen Übungen in Betracht, die in hängender Ausgangsstellung (s. oben)

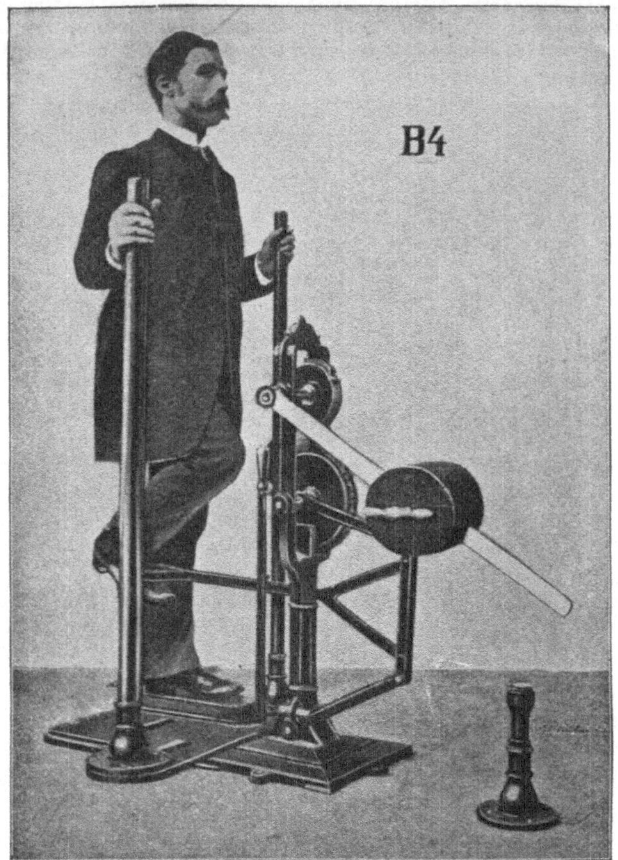


Abb. 19.   Zanders Apparat B4: Hüftkniestrecken.

vorgenommen werden sollen.  Im übrigen reiht sich das Gerätturnen den verschiedenen Arten des Sports an; es wird im 6. Kapitel ausführlich darüber zu berichten sein.

## Physiologische Wirkung der Gymnastik.

Die physiologische Wirkung der Gymnastik erstreckt sich auf
eine große Anzahl von Geweben und Organen des Körpers. In erster
Reihe steht der aktive und passive Bewegungsapparat. Daß die
Muskulatur bei Nichtgebrauch der Atrophie verfällt, bei Übung aber
gekräftigt und zur Hypertrophie gebracht werden kann, ist eine all-

tägliche, schon im Altertum bekannte, überdies durch die Physiologie
und die Klinik bestätigte Erfahrungstatsache. Alle von den Physiologen (Dubois-Reymond, Helmholtz, Heidenhain u. a.) beobachteten chemischen, thermischen, elektrischen und zirkulatorischen (Ludwig u. a.) Folgen der Muskelkontraktion sind als Resultate systematischer
Gymnastik eines Muskels, einer Muskelgruppe oder der Körpermuskulatur in toto zu erwarten und tatsächlich nachzuweisen. So erreicht
die aktive und Widerstandsgymnastik nicht nur bei Gesunden eine
Erhaltung der Muskelkraft, sondern bei schwächlichen Muskeln von

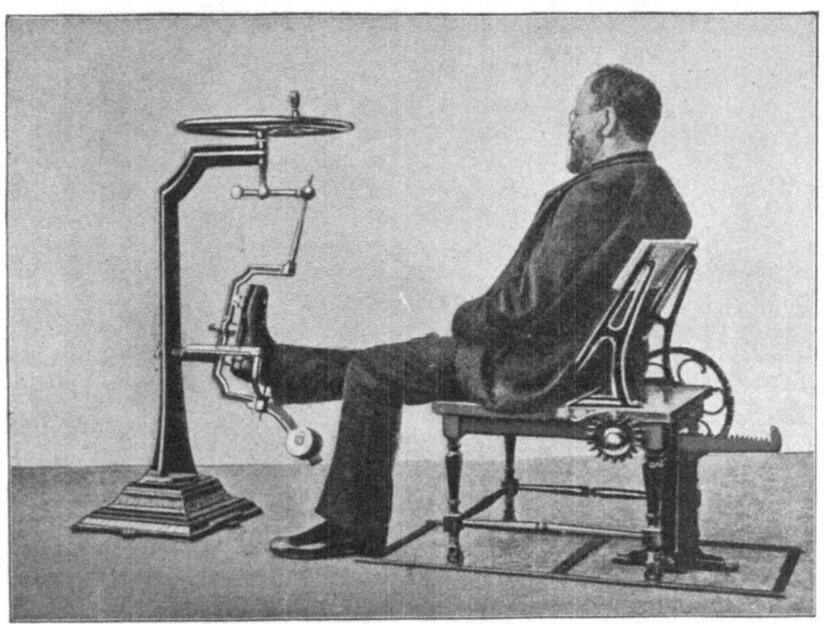

Abb. 20. Zanders Apparat B 12: Aktiv Fußkreisen.

Neurasthenikern, Hysterischen und Rekonvaleszenten eine Volumszunahme, bei atrophischen Muskeln eine Kräftigung und selbst bei pro-
gressivem Muskelschwunde vielleicht eine vikariierende Hypertrophie
der erhaltenen Muskelreste [1]). Nach Hasebroek ist freilich die Wirkung der Gymnastik auf den Muskel anders aufzufassen: nicht sowohl
eine Volumszunahme des Muskels als vielmehr eine vermehrte Muskel-
leistung ist die Folge des systematischen Übens, eine Leistung, die

---

[1]) Die Frage des „Aufbrauchs" durch Funktion (Edinger u. a.) ist noch
zu wenig geklärt, um gegenüber den erwähnten physiologischen und klinischen
Erfahrungen für die Theorie der Gymnastik eine generelle Bedeutung bean-
spruchen zu können. Über einzelne Spezialfälle vgl. weiter unten in den Kapiteln
über „Kontraindikationen" und „Tabes".

wieder als eine durch Übung akquierierte Verminderung der Ermüdbarkeit anzusehen ist, insofern als die Übung die Muskulatur
allmählich immer unabhängiger vom Willen macht und darum die
einzelnen Bewegungen gewissermaßen automatisch werden. Automatische Bewegungen aber gehen mit weit geringerer Ermüdung einher
als solche mit bewußten Kontraktionsimpulsen. Diese sehr bemerkens-
werten Forschungsresultate sind nicht nur darum wichtig, weil sie die
schon oben betonten Vorteile der maschinellen Gymnastik gegenüber

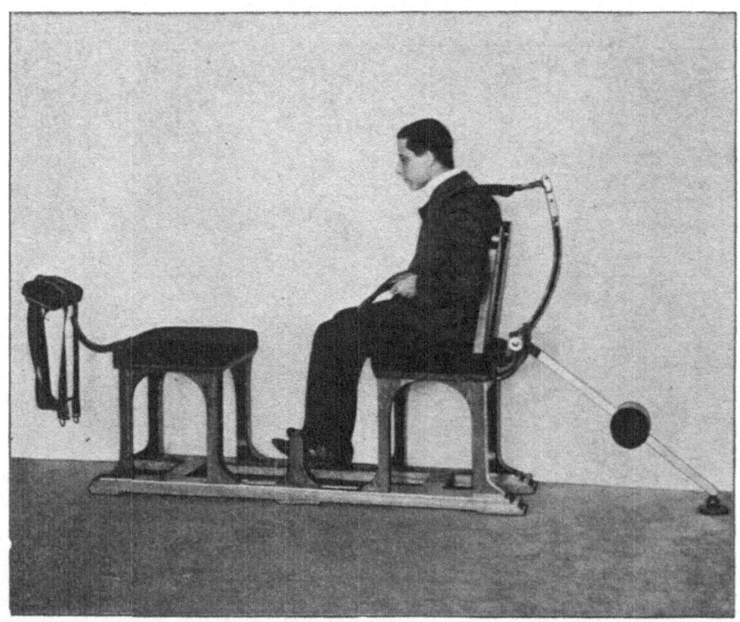

Abb. 21.   Zanders Apparat C 1: Aktiv Rumpfbeugen.

der manuellen für eine große Zahl von Krankheitsfällen dartun, sondern
auch weil sie dazu führen, die Grenzen zwischen Gymnastik und Übungstherapie zu verwischen (s. das 5. Kapitel).

Es ist klar, daß mit jeder Übung, namentlich wenn sie größere Körperabschnitte oder den ganzen Körper betrifft, mächtige Einflüsse auf
die Blutzirkulation und den Stoffwechsel des ganzen Körpers
verbunden sind. Auf die Zirkulationswirkung der Gymnastik wird
bald näher einzugehen sein. Die Folgen körperlicher Übungen für
den Stoffwechsel, bestehend in vermehrter Kohlensäureausscheidung
und Sauerstoffaufnahme, Anregung der Perspiration, des Appetits und
des Stuhlgangs, Besserung des Schlafes, Begünstigung des Fettzerfalls
(daher im Gegensatz zur Unwirksamkeit der Massage die vortreffliche ent-
fettende Wirkung der Gymnastik) sind zu bekannt, um einer näheren

Erörterung zu bedürfen. Wichtig für unsere Zwecke ist ganz besonders auch die Erfahrung, daß durch aktive und Widerstandsgymnastik das Zentralnervensystem in günstiger Weise beeinflußt wird. Abgesehen von den eben genannten Wirkungen der Übung auf das körperliche Allgemeinbefinden wird wohl auch mit Recht von den meisten

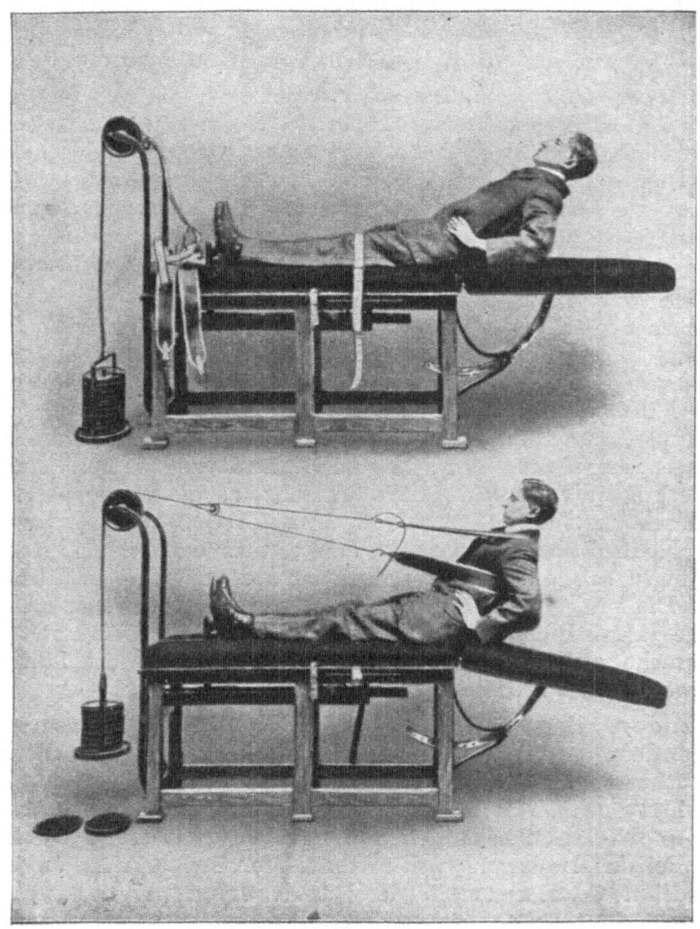

Abb. 22. Zanders Apparat C4: Aktiv Rumpfstrecken.

Autoren auf die psychologische Tatsache des Zusammenhangs zwischen Muskeltätigkeit und Selbstbewußtsein hingewiesen, um die unbestreitbaren Erfolge der Gymnastik bei denjenigen Erkrankungen zu erklären, die grade mit Störungen des Selbstbewußtseins einhergehen, nämlich den Psychoneurosen Hysterie, Neurasthenie, Hypochondrie. Neuer-

dings hat ferner Grebner mittels des Exnerschen Neuramöbometers
den Einfluß der Heilgymnastik auf die Reaktionsfähigkeit der Hirn-
zentra durch Bestimmung der sog. reduzierten Reaktionszeit studiert
und festgestellt, daß diejenigen Bewegungen, bei denen die Aufmerksamkeit nicht angestrengt ist, also namentlich passive Bewegungen,
die Reaktionszeit gar nicht verändern, während aktive und automatische
Förderungsbewegungen sie herabsetzen und Selbsthemmungsbewegungen
sie erhöhen. Im Kapitel „Sport“ wird diese Seite der Wirkungen systematischer Bewegungstherapie eingehend gewürdigt werden.

Eine zweite, ganz anders geartete Wirkung aktiver Bewegungen
auf das Zentralnervensystem, die mit der Gymnastik nur äußerliche
Ähnlichkeit hat, entfaltet die Übungstherapie (Frenkel, Leyden
u. a.). Hier handelt es sich, wie im 5. Kapitel gezeigt werden wird, um
qualitative Beeinflussung der Bewegungsvorgänge, um Herstellung
verloren gegangener Koordinationen mittels der sensorischen Zentral-
apparate, während bei der Gymnastik das quantitative Moment im
Vordergrunde steht.

Neben der Kontraktion verursacht die Gymnastik in vielen Fällen
auch eine Dehnung der Muskeln nebst Sehnen, Sehnenscheiden und
Faszien. Am hervorstechendsten ist der Nutzen der Muskeldehnung
in den Fällen von paralytischen Kontrakturen, also namentlich
bei den spastischen spinalen und zerebralen Lähmungen. Hier verhindert
oder erschwert sie die Verkürzung der kontrakturierten Muskelgruppen.
H. Munk hat Versuche an Affen gemacht, aus denen hervorgeht, daß
man durch regelmäßige passive Gymnastik das Auftreten von zerebralen Kontrakturen verhindern kann, und daß bei Aussetzen der
Bewegungen schon nach kurzer Zeit sich der Kontrakturzustand ein-
stellt. Die praktische Anwendung auf menschliche Hemiplegien und
ähnliche Erkrankungen ist, wenn man auch in der Übertragung vom
Tierversuche auf den kranken Menschen gewiß Vorsicht üben muß,
naheliegend genug.

Landerer legt einen großen Nachdruck auf die Bedeutung der
Fasziendehnung für die Lymphbewegung. Indem er an die älteren
Untersuchungen aus dem Ludwigschen Laboratorium anknüpft, aus
denen hervorgeht, daß Zwerchfell, Sehnen und Aponeurosen ein dop-
peltes — oberflächliches und tiefes — Lymphgefäßnetz haben, fährt er
fort: „Bei der Bewegung werden die tiefen Lymphgefäße angespannt
und gedehnt, erweitern sich dadurch und saugen Lymphe an; die oberflächlichen dagegen werden durch die Bewegung ausgepreßt und ent-
leeren sich in die größeren Gefäße, aus denen der Inhalt wegen der Klappen
nicht zurücktreten kann. In der Ruhe erweitern sich die oberflächlichen
wieder und saugen die Lymphe aus den tiefen. Man bekommt so eine
wirkliche Pumpbewegung für Zwerchfell, Faszien und Sehnen. — Es
sind hier auch die von Braune entdeckten Fasziensaugapparate zu
erwähnen. Durch die Befestigung der Venen an die Faszien, durch
deren Spannung und Entspannung werden die Venen erweitert und
saugen dadurch Blut an, das vermöge der Klappen nachher nicht wieder

zurücktreten kann." Er exemplifiziert auf die Füllung der Schenkelvene bei Beugung und Innenrotation des Oberschenkels und auf die Spannungen und Entspannungen der Subclavia bei Schlüsselbeinbewegungen. So kommt dem Wechsel von Dehnung und Verkürzung eine Bedeutung für die Lymph- und Blutzirkulation zu.

Eine nicht minder bedeutsame Tatsache ist der Einfluß der Dehnung auf die Nervenstämme. Nach Tigerstedt u. a. nimmt die Erregbarkeit eines gedehnten Nerven zunächst zu, um bei stärkerer Dehnung abzunehmen. Es ist vielleicht dadurch die offenbar günstige Wirkung der sog. unblutigen Dehnung des N. ischiadicus und der Nägelischen Handgriffe zu erklären, auf die unten bei Besprechung der Mechanotherapie der Neuralgien (10. Kapitel) noch zurückzukommen sein wird. Indessen ist die Möglichkeit gegeben, daß hier zirkulatorische und Stoffwechseleinflüsse im Nervenstamme eine Rolle spielen.

Schließlich ist auch für die Mechanotherapie der Nervenkrankheiten die große Bedeutung der passiven Gymnastik auf die Gelenke und ihre Bänder nicht zu unterschätzen; bei allen Kontrakturzuständen und vielen Lähmungen ist eine Gelenkgymnastik indiziert. Schrumpfungen der Kapsel und der Knorpeln können auf diese Weise verhindert oder beseitigt, Adhäsionen zerrissen und die Bänder gedehnt werden. Bei fehlender aktiver Beweglichkeit ist dieses Verfahren deshalb niemals zu verabsäumen.

Eine der wichtigsten Wirkungen der Gymnastik ist die auf die Blutzirkulation, die von jeher Gegenstand der physiologischen Forschung gewesen ist. Über das Verhältnis zwischen Körperarbeit einerseits und Blutdruck, Pulsfrequenz und Gefäßweite andererseits liegen zahlreiche Arbeiten vor, die z. T. in ihren Resultaten einander widersprechen (Sommerbrodt, Marey, Kauffmann, Tschlenoff, Zuntz, Kolb, Moritz, Oertel u. a.). Während ein Teil der Autoren Senkung des Blutdruckes durch Gymnastik nachweisen konnte, und an „erstklassig" trainierten Sportsleuten außerordentliche Drucksenkung und ungewöhnliche Kleinheit des Herzens gefunden wurde (Mallwitz), stehen andere auf dem entgegengesetzten Standpunkt, daß nämlich Gymnastik zu Blutdrucksteigerung führt. Die neueren Untersuchungen von Kellermann haben ergeben, daß passive Bewegungen zu leichter Blutdrucksenkung bei unveränderter Pulsfrequenz, statische Arbeit zu Anstieg von Blutdruck und Puls mit darauffolgendem Abfall bis zur Norm und sekundärer, abermaliger Pulssteigerung führen. Widerstandsbewegungen gehen mit großen Blutdruckschwankungen bei kontinuierlich ansteigender Pulszahl einher, manuelle Selbsthemmungsbewegung mit Blutdrucksenkung und Pulsfrequenzsteigerung, die noch nach Aufhören der Bewegung zunimmt. Bei Förderungsbewegungen tritt Blutdrucksenkung und Pulsverlangsamung ein.

Hasebroek hat letzthin die Frage eingehend studiert und kommt zu der Auffassung, daß es von wesentlicher Bedeutung ist, ob die aktive Arbeit durch selbständige Tätigkeit der Muskulatur geleistet werden kann, und ob durch Übung (Training) eine gewisse Automatie der Muskeln (s. oben S. 28 und 44 sowie die folgenden Kapitel) geschaffen wird. In diesen letzteren Fällen bleibt der Blutdruck unverändert oder er sinkt. Erst wenn die Ansprüche an Leistung die von Hasebroek postulierte „Selbständigkeit der Peripherie" übersteigen, d. h. bei Anstrengung, tritt Reaktion des Herzens und damit Blutdrucksteigerung ein. Die aktive Gymnastik bedeutet nach ihm aktive Tätigkeit der glatten Muskulatur der peripheren Gefäße, die bis zu einem gewissen Grade selbständige Reguliervorrichtungen haben, und zielbewußte Übung dieser Gefäßmuskeln. Diese Übung umfaßt nicht nur den Ort der Übung selbst, sondern dehnt sich auf entfernte, selbst kontralaterale Gefäßregionen aus. Damit wird eine Entlastung des Herzens und Senkung der Pulsfrequenz herbeigeführt. Bei forcierter Gymnastik, wie bei der Oertelschen Herztherapie (s. S. 85ff.), handelt es sich um systematische Beseitigung der peripherischen Kreislaufwiderstände, die in einer krankhaft verminderten vitalen Selbständigkeit der Peripherie zu suchen sind.

Von ganz anderen Gesichtspunkten aus trat von jeher die schwedische Gymnastenschule an die Frage der Einwirkung gymnastischer Bewegungen auf die Blutzirkulation heran. Für sie handelt es sich vorwiegend um die Blutverteilung im Körper. Wenn sich die Muskeln eines Körperabschnittes kontrahieren, so entsteht durch Entleerung der Venen und Zustrom arteriellen Blutes eine Steigerung des Blutwechsels und eine „konsekutive Gebrauchshyperämie". Dabei kommt es freilich auf die Art der Bewegung, auf die Stellung und Haltung des bewegten Teiles und auf die Stellung und Haltung des Körpers an. Wenn man im Stehen oder Sitzen die Arme erhebt und in dieser Stellung eine zeitlang beläßt, findet ein Abstrom des Blutes von den Händen zu den Brustorganen statt. Wenn man sie in gleicher Körperhaltung in schwingende Bewegung versetzt, so strömt umgekehrt Blut von der Brust zu den Händen. Wenn man im Liegen ein Bein erhebt, tritt Blutzufluß zum Becken und Blutabfluß vom Fuße ein, u. dgl. m. — Auch die erwähnten Beziehungen der Venenstämme zu den Faszien spielen dabei eine beträchtliche Rolle; es ist klar, daß die Zirkulationsverhältnisse und damit die Bewegungseffekte in einem bewegten Beine bei einer zu Kompression der Schenkelvene oder der Schenkelarterie führenden Beinhaltung durchaus andere sein müssen als bei einer Haltung, die den freien Abfluß des Venenblutes oder den freien Zufluß des Arterienblutes garantiert.

Auf diesen Erwägungen beruht die von den schwedischen Gymnasten ausgebildete Theorie der blutzuführenden und blutableitenden Bewegungen, die dazu geführt hat, sämtliche Bewegungskombinationen des Körpers in ein — schon oben S. 26 erwähntes — System zu bringen, das wir eben als „schwedische Heilgymnastik" bezeichnen. In diesem System, das die verschiedenen Haltungen des Körpers und seiner Teile als Ausgangsstellungen, Grundstellungen und abgeleitete Grundstellungen aufs genaueste berücksichtigt, wird jede mögliche Einzelbewegung auf die Frage ihrer blutzuführenden oder -ableitenden Wirkung hin rubriziert und zu entsprechenden Indikationen benutzt. Es ergibt jedoch die unbefangene Betrachtung, daß schon der Wert vermehrter Blutzufuhr an sich für einen bestimmten Körperabschnitt oder für ein bestimmtes Organ oft recht problematisch ist. Dazu kommt, daß in einer großen Anzahl von Einzelbewegungen oder Bewegungskomplexen, wie sie die schwedische Gymnastik aufführt (Hartelius z. B. beschreibt auf 100 Seiten seines Handbuches Hunderte, darunter auch sehr komplizierte), das hypothetische Gepräge der physiologischen Begründung ganz augenfällig ist. Man muß daher bei aller Anerkennung der grundsätzlichen Bedeutsamkeit der Blutverteilungstheorie in ihrer praktischen Übertragung auf das Einzelne große Vorsicht walten lassen und sich des empirischen Charakters des gesamten Systems bewußt bleiben. Immerhin mag man bei der Zusammenstellung der sog. gymnastischen Rezepte, wie wir sie für nervöse Krankheiten und Krankheitssymptome im speziellen Teile anführen werden, auch auf diese Gesichtspunkte Rücksicht nehmen.

## 4. Kapitel.

# Indikationen und Kontraindikationen der Massage und Gymnastik.

Unter den Nervenkrankheiten, die mit Mechanotherapie behandelt werden, nehmen die Neurosen den größten Raum ein, und zwar sowohl die allgemeinen Neurosen Neurasthenie, Hysterie, Hypochondrie, als auch die Beschäftigungsneurosen, die Tics, die Paralysis agitans und die vasomotorisch-trophischen Neurosen — Raynaudsche Krankheit, Erythromelalgie, Sklerodermie. Neurotische Einzelsymptome wie Kopfschmerzen, Schlaflosigkeit, Impotenz und die Neurosen innerer Organe — Herz-, Magen-, Darmneurosen — haben besondere mechanotherapeutische Methoden ins Leben gerufen, die später Besprechung finden sollen.

Von den Krankheiten der peripherischen Nerven werden die Lähmungen und Atrophien von alters her mit Massage und Gymnastik behandelt; ganz besonders, wo aus irgendwelchen Gründen die Elektrotherapie nicht indiziert ist — z. B. bei Kontrakturbildungen im gelähmten Gebiete —, tritt die Mechanotherapie als Ersatzverfahren ein. — Eine große Bedeutung haben die mechanischen Verfahren allmählich für die Behandlung der Neuralgien und lokalen Krämpfe gewonnen. Näheres im speziellen Teil.

Bei den Hirn- und Rückenmarksleiden sind es wieder vorwiegend die Lähmungen und Atrophien, die der Mechanotherapie als Indikationen dienen. Besondere Sorgfalt ist dabei den spastischen Lähmungen zuzuwenden wie den zerebralen Hemiplegien und den myelitischen und ähnlichen Paresen. — Für die Tabes spielt die Mechanotherapie in der Form der Übungstherapie die wichtigste Rolle. Aber auch die Massage — nach einigen Autoren sogar die Gymnastik — sind dabei von gewisser Bedeutung.

Schließlich sind als Indikationen für Mechanotherapie die muskulären Atrophien — Dystrophie, sekundärer Muskelschwund — und die Muskelkrampi zu nennen. Näheres über alle diese Fragen im speziellen Teile.

Einen besonderen Indikationsbereich hat in letzter Zeit die Vibrationsmassage für sich in Anspruch genommen; ob mit Recht, ist mir, wenigstens soweit das Gebiet der Nervenkrankheiten in Frage kommt, recht zweifelhaft. Im speziellen Teile dieses Buches wird indessen bei den einzelnen Kapiteln auch die für die einzelnen Krankheiten und Symptome empfohlene Erschütterungsmassage erwähnt werden. Besondere Erfolge werden ihr bei Kopfschmerz, Schlaflosigkeit, Neuralgien und Paralysis agitans sowie bei manchen hysterischen Symptomen (Aphonie, Lähmungen, Schmerzen) nachgerühmt. Daß sie bei chronischem Muskelrheumatismus und umschriebener akuter Myositis rheumatica Gutes leisten kann, ist sicherlich richtig. Ihr Hauptwirkungsgebiet umfaßt jedoch die Krankheiten innerer Organe einschließlich der Intestinalneurosen. Zu erwähnen wären hier: 1. von seiten des Verdauungstraktus Atonie und Dilatation des Magens und Darms, Neurosen dieser Organe wie Spasmen, Gastralgien, Enteralgien, nervöse Dyspepsie, habituelle Obstipation, Hyperazidität etc., 2. von seiten des Zirkulationsapparates die Herzneurosen: Palpitationen, Herzangst, Angina nervosa, nervöse Schmerzen in der Herzgegend, 3. Blasenneurosen (s. unten S. 88), 4. Sexualneurosen (s. S. 88).

---

Kontraindiziert ist jede Mechanotherapie bei fieberhaften Krankheiten; wenn auch von vereinzelten Autoren die Massage im Fieber gestattet wird, erfordert doch nach allgemeinem Urteil auch sie dabei die größte Vorsicht. Gymnastik ist jedenfalls zu unterlassen. Bei örtlichen akuten Entzündungen unterbleibt ebenfalls jede lokale mechanische Behandlung. Im übrigen trennen sich die Kontraindikationen gegen Massage und Gymnastik, sowie innerhalb der Gymnastik die gegen aktive und passive Bewegungen.

Massage am Orte der Krankheit ist verboten:

1. bei Aneurysmen, Atherose, Venenthrombose und Varizen; bei Arteriosklerose ist insbesondere die Vibrationsmassage (s. oben S. 24) zu unterlassen. Es ist erstaunlich, daß manche Autoren die Massage gegen Varizen immer noch anwenden und empfehlen, und es ist als glücklicher Zufall anzusehen, daß nicht öfters Fälle bekannt werden, in denen infolge einer solchen Massage Thromben losgelöst und Embolien erzeugt worden sind;

2. bei malignen Tumoren, sowie bei solchen, in denen die Gefahr des Berstens (zystische Tumoren) vorliegt;

3. Leibmassage und gynäkologische Massage bei Gravidität — auch Leibmassage wird von einzelnen Masseuren sonderbarerweise in den ersten Monaten der Schwangerschaft nicht verboten — und in der Menstruation, sowie bei eingeklemmten, resp. nicht reponierten und fixierten Hernien und bei Gefahr eines Durchbruches ins Peritoneum (Ulcus ventriculi, Appendizitis usw.). — Große Vorsicht empfehle ich nach persönlichen Erfahrungen bei Leibmassage epileptischer Personen; die

ganz besonders mächtige Einwirkung auf den Blutdruck, die der mechanischen Bearbeitung des Leibes zukommt, erscheint mir geeignet bei disponierten Individuen das Auftreten von Krampfanfällen zu begünstigen. — Vorsicht ist bei Bauchmassage auch erforderlich, wo Nieren- oder Gallensteine vorhanden sind;

4. bei Hautkrankheiten, frischen Erfrierungen und Verbrennungen, frischen Wunden, syphilitischen Affektionen, Furunkel, Akne, Herpes, Urtikaria usw.

Allgemeine Vorsicht erfordert die Massage bei Blutkrankheiten: Hämophilie, Purpura usw.

Örtliche Friktionen müssen mit Vorsicht ausgeübt werden. Zu starkes anhaltendes Reiben einer Stelle der Haut führt leicht zu Geschwürsbildung durch Abschilferung der oberflächlichen Epidermisschichten. — Das Massieren an behaarten Körperteilen muß die Möglichkeit der Infektion der Haarbälge und der Entstehung von Akne und Furunkeln berücksichtigen. Wo diese Gefahr vorliegt oder schon die ersten Zeichen erfolgter Infektion bemerkt werden, muß die betreffende Stelle rasiert werden; auch die Benutzung von Borvaseline oder Borpuder zur Massage wird deshalb von manchen empfohlen. Es gibt Patienten, bei denen man gezwungen ist, von jeder Einfettung oder Einpuderung abzusehen und auf der bloßen Haut zu massieren. Hyperästhetische Neurastheniker, (sowie nach meiner Erfahrung auch Neuritiker) massiert man nach Binswanger am besten mit Ichthyolsalbe. — Unelastisches Klopfen und kneifende Pétrissage führen leicht zu Sugillationen. So wenig solche Vorkommnisse an sich zu bedeuten haben, so sind sie doch den Patienten unangenehm und machen sie oft ängstlich und mißtrauisch gegen das Verfahren. Man tut deshalb gut, sich immer von etwaiger Neigung zu Venektasien oder zu Hautblutungen vorher zu unterrichten.

Als Kontraindikation gegen jede Gymnastik ist unter den schon oben erwähnten die Gravidität besonders hervorzuheben; es gehen indessen auch hier die Ansichten der Autoren auseinander. Manche gestatten mäßige Gymnastik zu jeder Zeit der Schwangerschaft. Menstruation verbietet höchstens Gymnastik der Beine und des Rumpfes. — Bei frischen Blutergüssen, frischen Frakturen und Luxationen müssen selbstverständlich örtliche, bei schwereren Blutungen, z. B. Hämoptoe, Gehirnhämorrhagien, Blutergüssen in der Bauchhöhle usw., überhaupt alle gymnastischen Verfahren unterbleiben. — Vorsicht ist, wie später noch erwähnt werden soll, bei Herzkrankheiten, Arteriosklerose und Aneurysmen erforderlich; insbesondere sind aktive und Widerstandsbewegungen nur unter bestimmten Kautelen zulässig. Bei Psychosen und Epilepsie ist gleichfalls mit Auswahl und Vorsicht zu verfahren. Hernien geben örtliche Kontraindikation ab. Bei Tabes, multipler Sklerose und anderen Spinalleiden ist nach Edinger größte Schonung am Platze. Selbst wer die Edingersche „Aufbrauchs"-Theorie nicht rückhaltlos anerkennt, wird in diesem Punkte zustimmen können. Namentlich müssen in den Fällen von spinaler Knochenbrüchigkeit (Tabes, Syringomyelie) jede kräftige passive und Widerstands-

gymnastik, Turnen und andere Sports gänzlich unterbleiben. Übungstherapie (s. 5. und 12. Kapitel) tritt hier an die Stelle der Gymnastik.
Bei Arthropathie ist Gymnastik unstatthaft, vorsichtige Massage dagegen
zulässig, bei anderen trophischen Störungen spinalen Ursprungs (Mal
perforant etc.) ist gegen leichte Gymnastik in Verbindung mit Massage
nichts einzuwenden. Über Myasthenie und Myotonie s. unten.

## 5. Kapitel.

# Übungstherapie (Allgemeines).

### Physiologische Wirkung.　Indikationsbereich.

Die Übungstherapie bezweckt, bestimmte Beweglichkeitsano-
malien, die nicht auf Lähmung oder Atrophie der Muskeln, sondern
auf anderen Ursachen beruhen (Ataxie, Tic, Beschäftigungskrämpfe),
durch Einübung bestimmter Koordinationen auszugleichen. Sie
ist zuerst bei der Tabes von Frenkel (Heiden) genau studiert und
zuerst von ihm, später von der Leydenschen Schule (Leyden selbst
hatte schon vor Frenkel Übungen dieser Art empfohlen), insbesondere
von Goldscheider und Jacob, in ein therapeutisches System gebracht worden. Weitere wichtige Arbeiten darüber lieferten O. Förster,
Gräupner, Vorstädter u. a. Die Bewegungsstörung, um deren
Beseitigung es sich hierbei handelt, ist die Ataxie, nach Leydens
jetzt fast allgemein anerkannter Theorie bekanntlich eine Folge
der tabischen Sensibilitätsstörungen in den „tiefen Teilen"
(Muskeln, Faszien, Sehnen, Knochen, Gelenken etc.). Der Tabiker
ist über die Stellung und das gegenseitige Lageverhältnis dieser Teile
nicht — wie der Gesunde — jeden Augenblick völlig orientiert; ihm fehlt
die Kontrolle der „Tiefensensibilität" schon in der Ruhelage, geschweige denn bei der Bewegung. Dadurch verliert die Bewegung
die normale Zielsicherheit, sie wird „unkoordiniert", „ataktisch". Die
Aufsicht durch das Auge kann freilich die Sensibilitätskontrolle bis
zu einem gewissen Grade leidlich ersetzen; wenn auch sie fortfällt,
wie beim Stehen, Gehen oder bei Einzelbewegungen mit Augenschluß
(Rombergsches Zeichen), wird die Ataxie wesentlich größer, oft gradezu bedrohlich.

Die mechanotherapeutische Behandlung dieses Symptoms knüpft
an diese Theorie an und versucht, die gestörte „Koordination" dadurch
wiederherzustellen, daß sie erstens die Augenkontrolle und zweitens
die bei fast jedem Tabiker und zwar oft weit reichlicher, als er selbst
glaubt, noch vorhandenen Sensibilitätsreste dazu benutzt, um die verloren gegangene Zielsicherheit der Bewegungen einzuüben. Der Patient
soll in ähnlicher Weise, wie das Kind das Greifen, Stehen und Gehen
und der normale Erwachsene eine Fertigkeit — Schlittschuhlaufen,
Klavierspielen od. dgl. — erlernt, von neuem seine Gliedmaßen gebrauchen
und das Gleichgewicht seines Körpers balancieren lernen; und zwar

systematisch und solange, bis die wiedererlernten Koordinationen —
wie beim laufenlernenden Kinde oder dem fertigen Klavierspieler —
aus dem Bereiche des von heller Aufmerksamkeit bewachten Vollbe-
wußtseins ins dunkle Gebiet des „Halb- oder Unbewußten" gleiten
und damit „automatisch" werden.

Daß es sich hier um ein von der Gymnastik im eigentlichen
Sinne verschiedenes Prinzip handelt, ist leicht ersichtlich (s. auch oben
S. 46). Während die Gymnastik die motorische und im Bereiche
des Zentralorgans die psychomotorische Sphäre zu beeinflussen sucht,
wendet sich die Übungstherapie an die sensorischen bzw. psycho-
sensorischen Apparate. Die Bewegungstherapie der Gymnastik be-
absichtigt eine quantitative Steigerung der Leistung (Kraft, Ausdauer),
die Übungstherapie eine qualitative Verbesserung (Geschicklichkeit,
Sicherheit) zu erzielen. Später wird gezeigt werden, daß der Sport (s. u.)
eine mehr oder weniger vollständige Kombination beider Wirkungs-
weisen darstellt. Den Unterschied zwischen „quantitativ" und „qualitativ" in diesem Sinne kann man leicht fassen, wenn man an ein Beispiel aus der Artistik denkt. Der Athlet sowohl als der Jongleur
üben ihre Arme, aber der Athlet nach der quantitativen, der Jongleur
nach der qualitativen Seite. Der Athlet will Kraft gewinnen, der Jongleur Geschicklichkeit. Der erstere treibt — cum grano salis — Gymnastik, der letztere Übungstherapie. — Freilich ist, wenn die oben-
erwähnten (S. 43) Hasebroekschen Versuche richtig sind — und
das darf man meines Erachtens wohl annehmen — die Grenze zwischen
diesen beiden therapeutischen Disziplinen in Wirklichkeit nicht ganz
scharf: wenn die durch Gymnastik erzeugte Vermehrung der Muskel-
leistung, wie Hasebroek will, nicht auf Zunahme des Muskelvolu-
mens, sondern auf einem Abnehmen der Muskelermüdbarkeit beruht, und dieses Abnehmen wiederum dadurch entsteht, daß die Mus-
kelbewegung durch Übung sukzessive vom Willen sich emanzipiert und
„automatischer" wird, so sehen wir, wie sich die Grenze zwischen
Gymnastik und Übungstherapie verwischt: die anscheinend rein quantitativen Leistungen der Gymnastik entpuppen sich als in weitem Maße
qualitative, das psychosensorische Moment (Muskelermüdung) scheint
auch in der Gymnastik eine wichtige, wenn nicht gar die wesentlichste
Rolle zu spielen. Vgl. auch unter „Sport".

Anders als bei der tabischen Ataxie ist die durch Übung zu be-
kämpfende Bewegungsanomalie beim Tic geartet. Brissaud und
seine Schüler (Meige, Feindel u. a.) waren es, die das Wesen dieser
Krankheit am genauesten erkannt (nach Gilles de la Tourettes
u. a. Vorarbeiten) und der Mechanotherapie dabei ein neues Gebiet
eröffnet haben. Wir haben es jetzt als feststehend anzusehen, daß
es sich bei diesen Zuckungen nicht um Reizzustände bestimmter Nerven
oder einzelner von einem bestimmten Nerven versorgter Muskeln (etwa
des Nervus accessorius oder facialis, des M. sternocleidomastoideus oder
orbicularis oculi), sondern um psychogene Bewegungsstörungen in
zentralen (psychischen) Bewegungskomplexen handelt. Muskeln verschiedener Nervenversorgung und beider Körperhälften können an

der Ticzuckung gleichzeitig teilnehmen. Nicht dem Ausbreitungsgebiet eines Nervenstammes oder -Astes schließt sich die pathologische Kontraktion beim Tic an, sondern sie entspricht einem in der Vorstellung präformierten, in der Regel durch eine Bezeichnung der Umgangssprache auszudrückenden mehr oder weniger komplizierten Vorgang: Kopfschütteln, Winken, Blinzeln, Schnappen, Schlucken, Schnarchen, Glucksen, Rumpfverdrehen etc.

Wie die Bewegungsform weist auch die Entstehung des Tics auf die Psyche hin. Man kann die Ticbewegung ätiologisch etwa als eine gewohnheitsmäßig fixierte Abwehrbewegung gegen fingierte (illusionierte) lästige Sinneseindrücke oder Gemeingefühle definieren. Die Abwehrbewegung des Blinzelns bei Lichteinfall in ein mit Konjunktivitis behaftetes Auge, das Kopfdrehen bei Belästigung durch einen zu engen Hemdkragen, das Schnarchen zur Entfernung eines in den Nasenrachenraum gelangten Speiserestes od. dgl. mehr, wird nach Wegfall des belästigenden Reizes fortgesetzt, resp. auch ohne daß ein solcher Reiz jemals wirklich vorhanden war, auf Grund einer Illusion oder Fiktion, vielleicht auch symbolisch als mimischer Ausdruck des Versuches zur Beseitigung unangenehmer Erinnerungsbilder (Freuds Theorie der Hysterie) ausgeführt und bleibt Wochen, Monate, Jahre lang bestehen.

So ist der Tic ein psychisches Krankheitssymptom, das in der Tat auch regelmäßig psychopathische (neuropathische) Individuen befällt. Psychisch entstanden, nach psychischen Komplexen motorisch lokalisiert, psychisch im Gegensatz zum Krampf, zur Chorea etc. unterdrückbar, ist der Tic auch psychotherapeutisch zu behandeln. Das Nächstliegende wäre, die krankhafte Bewegung dadurch zu unterdrücken, daß der Patient die fingierte oder illusionierte Belästigung als solche erkennen und ignorieren lernt. Das ist durch Suggestionstherapie zu erreichen und gelingt in frischeren Fällen in der Tat. — Das Versagen dieses Verfahrens bei älteren Personen hat den umgekehrten Weg gehen gelehrt: systematische Unterdrückung der Bewegung, damit allmähliche Überwindung des Antriebs zur Abwehr und schließlich Verschwinden der Belästigungsfiktion. Das ist das Prinzip der Brissaudschen Ruheübungen beim Tic. Sie bestehen darin, daß methodisch eine zuckende Muskelgruppe nach der anderen, am besten vor dem Spiegel (Spiegelübungen), also wie bei der Ataxie unter der Kontrolle des Auges, „ruhen lernt“.

Mit dem Tic in engster Beziehung, sowohl genetisch als therapeutisch, stehen die sog. Beschäftigungskrämpfe. Auch sie betreffen psychopathische oder neuropathische Individuen, auch sie täuschen lokale Muskelkrämpfe vor, auch sie sind nicht in einem bestimmten Nervenausbreitungsgebiet lokalisiert, sondern befallen koordinatorisch eng verknüpfte, psychisch (meist auch gemeinsprachlich) zusammengehörige Komplexe: die Benennungen Schreibkrampf, Melkerkrampf, Näherkrampf, Klavierspielerkrampf etc. sind bezeichnend genug und sagen eben, daß der „Krampf“ nur oder vorwiegend diese oder jene bestimmte Beschäftigung begleitet. Auch die Genese ist hier wie bei den Tics eine psychische, was schon daraus hervorgeht, daß es fast immer die Berufsbeschäftigung ist, die dem Leiden zugrunde liegt, und daß es gerade psychische Berufsschädigungen sind, die es in der Regel erzeugen: Zwang zu besonders schleuniger oder verantwortlicher oder exakter Arbeit, Verlegenheit bei Arbeiten unter Aufsicht und dgl. mehr. Für manche Fälle könnte man sogar mutatis mutandis die obengegebene Ticdefinition wörtlich anwenden.  Die Unterschiede sind nur folgende: die Tics treten als Begleiterscheinung bei allen möglichen Bewegungen selbst entfernter Teile des Körpers, ja auch bei völliger Ruhe derselben auf, die Beschäftigungskrämpfe nur bei der professionellen oder einer ihr ähnlichen Tätigkeit und zwar in den dazu gebrauchten Muskelgruppen; die Tics stören wohl andere Bewegungen, machen sie aber in der Regel nicht unmöglich, das Letztere tun die Beschäftigungskrämpfe, wenn sie einigermaßen hochgradig sind; die Tics imitieren — wenn man sie mit den echten lokalen Krämpfen vergleichen will — die klonischen, die Beschäftigungskrämpfe vorwiegend die tonischen Kontraktionen; die Tics befallen mit Vorliebe Muskelgruppen, die für die Mimik — im weitesten Wortsinne — verwendet werden, und täuschen in der Tat oft mimische Bewegungen vor (Bewegung des Neinsagens, des Heranwinkens, des Zublinzelns, des unwilligen Grunzens etc.) — die Beschäftigungsneurosen bevorzugen die zur Arbeit, nicht zur Mimik gebrauchten Hand- und Vorderarmmuskeln, andere Gruppen nur, sobald die Berufsarbeit grade diese beansprucht (Gesichtsmuskeln bei Trompetenbläsern, Sprechmuskeln bei Rednern, Fußmuskeln bei Maschinennäherinnen etc.), mimische Bewegungen werden dabei niemals vorgetäuscht.

Es geht aus dem Gesagten hervor, daß der psychische Mechanismus dieser „krampfhaften“ Form der Beschäftigungsneurosen (ganz abgesehen von den anderen Formen derselben) so große innere Ähnlichkeit er mit dem der Tics hat, doch erheblich dunkler ist als der dieser letztgenannten Anomalie. So ist denn auch der Angriffspunkt für die Mechanotherapie oft schwer zu finden, und es heftet sich darum der Versuch einer Übungstherapie, soweit diese hier nicht einen rein suggestiven Charakter hat, äußerlich an die motorischen Erscheinungen des Leidens. Anfangs berufliche Ruhe, später allmähliche Einübung der gestörten Koordination unter möglichster Schonung oder Umgehung der „gereizten“ und leicht „reizbaren“ Bewegungskomplexe, möglichste Bekämpfung oder Beseitigung der psychischen professionellen Belästigungen (Hast, Erregung, Pedanterie etc.) sind die Grundzüge der Bewegungstherapie bei dieser Erkrankungsform.

*  *  *

Über den Indikationsbereich der Übungstherapie, soweit er nicht schon im obigen bezeichnet worden ist, über die Kontraindikationen, die allgemeinen Vorschriften und die spezielle Technik wird in den Spezialkapiteln „Tabes“, „Tic“, „Beschäftigungsneurosen“ Näheres gesagt werden.

# 6. Kapitel.

## Sport.

### Vorbemerkungen. Klassifikation.

An den Arzt tritt häufig — und heute, wo der Sport die Grenzen seines englischen Geburtslandes längst weit überschritten hat, mehr denn je — bei der Behandlung von Nervenkrankheiten die Notwendigkeit heran, zu der Frage Stellung zu nehmen, ob im speziellen Falle sportliche Tätigkeit überhaupt und welche Art derselben im besonderen therapeutisch oder prophylaktisch (pädagogisch etc.) zu empfehlen oder zu widerraten ist. Soweit ich sehe, wird diese Frage von denjenigen Ärzten, die selbst einem oder dem anderen Sport huldigen, meist in einem einseitig ihren Lieblingssport begünstigenden Sinne, von den übrigen abweisend oder nur generell empfehlend beantwortet. Die Bücher, die auf sportlichem Gebiete der hygienischen Seite gewidmet sind, wie das von Weißbein herausgegebene, berücksichtigen gar nicht oder nur in großen Zügen — das letztgenannte in einem schönen, leider zu kurzen Aufsatz von Eulenburg — die Wirkung auf das Nervensystem, ohne im einzelnen über Indikation und Kontraindikation der verschiedenen Sportarten bei den einzelnen nervösen Krankheiten und Symptomen genaueren Aufschluß zu geben. Es wird daher, wie ich hoffe, für die Beurteilung und Wahl sportlicher Behandlung dem Praktiker von Nutzen sein, wenn ich im folgenden versuche, die Fragen zu beantworten: **Wie wirken die Sports auf das gesunde und kranke Nervensystem? Welche Sportarten sind bei den verschiedenen Nervenkrankheiten kontraindiziert und indiziert? Welche Kautelen und sonstigen speziellen Vorschriften sind beim Sport von nervenkranken Personen zu befolgen?**

Die Klassifikation, die der folgenden Darstellung zugrunde liegt, macht weder auf Vollständigkeit, noch auf logische Geschlossenheit Anspruch. Eine Reihe von Sport-Spielen, die bei uns nicht gebräuchlich sind, und eine andere Reihe von solchen, die mir lediglich Spiel und nicht Sport zu sein scheinen, sind darin absichtlich fortgelassen. Einzelne andere mögen mir entgangen sein. Was die logische Einordnung der Einzelsports in ein geschlossenes System anbelangt, so ist dieselbe so lange unausführbar, als in den maßgebenden Sportkreisen selbst noch nicht einmal über so grundlegende Fragen Einigkeit herrscht wie die nach dem Verhältnis zwischen Turnen und Leichtathletik: während die Turner die leichtathletischen Übungen für ihr Wirkungsgebiet mitbeanspruchen, weisen die Athleten diesen Anspruch mit Rücksicht auf die nicht genügend sportmäßige Form der in Turnerkreisen üblichen Ausführung zurück. So kann auch die Stellung des Tauziehens, des Ringens, des Rollschuhlaufens, der Turn- und Eisspiele etc. im System zweifelhaft sein, ebenso die Aufstellung einer besonderen „Kampfsport"-Klasse. Daß schließlich die „Freiübungen" der Turner unter die Gymnastik fallen und demnach mit Sport wenig oder nichts, zu tun haben, geht aus meinen an anderer Stelle (S. 41) gemachten Ausführungen hervor. Nur unter diesen recht erheblichen Einschränkungen und Vorbehalten also möge das folgende System angesehen werden.

Klasse   I: **Spiele:**
    1. Tennis. 2. Fußball. 3. Polo. 4. Hockey. 5. Golf. 6. Cricket.
    7. Crocket. 8. Kegel. 9. Billard. 10. Ping-Pong (= Tischtennis).

,,    II: **Turnen:**
    [1. Freiübungen [1])]. 2. Hantel- und Stabübungen. 3. Gerät-
    turnen.

,,   III: **Athletik:**
    Art A: **Leichtathletik:**
      1. Laufen. 2. Springen. 3. Werfen (Speer, Discus,
      Stein, Hammer, Kugel).
    Art B: **Schwerathletik:**
      1. Gewichtheben. 2. Stemmen. [3. Tauziehen [2])].
      [4. Ringen [3])].

,,   IV: **Kampfsport:**
    1. Fechten. 2. Boxen. 3. Ringen. 4. Dschiu-Dschitsu.

,,    V: **Fangsport:**
    1. Jagd. 2. Angeln.

,,   VI: **Wander- und Bergsport:**
    1. Wandern. 2. Bergsteigen. 3. Klettersport.

,,  VII: **Reit- und Fahrsport:**
    1. Reiten. 2. Wagen- und Automobilfahren. 3. Radfahren.
    [4. Rollschuhlaufen [4])].

,, VIII: **Wassersport:**
    1. Schwimmen. 2. Rudern. 3. Segeln. 4. Wasserspiele: Polo.
    5. Wasserschuhlaufen.

,,   IX: **Luftsport:**
    1. Ballonfahren. 2. Lenken. 3. Fliegen.

,,    X: **Wintersport:**
    1. Schlittschuhlaufen. 2. Skilaufen. 3. Rodeln. 4. Bobsleigh.
    [5. Eisspiele: Hockey [5])].

Die Technik der Sports zu besprechen, ist hier nicht der Ort. Sie
muß, soweit sie überhaupt theoretisch erlernbar ist, in der Spezialliteratur
nachgelesen werden.

## Physiologie des Sports.

Wenn wir nach der physiologischen Wirksamkeit der Sports
auf das Nervensystem fragen, so müssen wir zwischen somatischen
und psychischen Wirkungen unterscheiden. Bezüglich der ersteren
gilt für das Nervensystem ebenso wie für die übrigen Organe und
Organsysteme des Körpers im wesentlichen dasselbe, was ich über die
Gymnastik an anderem Orte gesagt habe. Der aktive Bewegungsapparat (die Muskulatur) erfährt eine Stärkung und Volumszunahme,
eine Befähigung zu größeren Leistungen, eine Heraufsetzung der Er-
müdungsgrenze. Der passive Bewegungsapparat, insbesondere die
Knochen und Gelenke, partizipieren an dem durch die systematische
Muskelübung erreichten Kraftzuwachs. Wo die Muskulatur kräftig
ist, werden auch die Knochen und Gelenke stärker und leistungsfähiger
(Hoffa). Die Faszien und Sehnenscheiden werden gedehnt, damit

---

[1]) Gehören zur Gymnastik.
[2]) Wird auch zur Leichtathletik gezählt.
[3]) Siehe auch „Kampfsport".
[4]) Klassifizierung fraglich.
[5]) Siehe unter „Spiele".

wird die Lymphbewegung beschleunigt und die Zirkulation der Lymphe gebessert (Landerer). Die Haut, der wichtigste Regulator der Wärmeökonomie, erfährt durch Sportausübung wie allbekannt eine so erhebliche Steigerung in der Präzision seiner Reguliermechanismen, daß schließlich selbst extreme Temperatur- und Feuchtigkeitsgrade ohne Schaden ertragen werden. Der Gefäßtonus wird geübt, das Herz und die Arterien werden druckentlastet (Goldscheider), der Blutdruck wahrscheinlich gesenkt (Mallwitz, Hasebroek, s. oben S. 47), die Atmung wird vertieft, die Atemorgane zu höheren Leistungen erzogen und — namentlich beim Sport im Freien — mit dem Einatmen verdorbener Stubenluft verschont. Ganz besonders groß ist die Wirkung der Sports auf den Stoffwechsel. Sie ist die indirekte Folge der Übung des aktiven Bewegungsapparates und der Wirkung auf Haut und Atmungsorgane. Vermehrte Ausscheidung von Kohlensäure und Aufnahme von Sauerstoff, Begünstigung des Fettzerfalls, Anregung der Schweißsekretion, Regulierung des Appetits und der Verdauung sind die bekannten Folgen sportlicher Beschäftigung.

Wie in der Gymnastik ist auch bei den Sports eine Art von Lokalisation der Einwirkung insofern möglich, als nicht jede Sportart den ganzen Körper in gleichem Maße beansprucht, sondern oft ein oder der andere Körperbezirk vorzugsweise von der Übung profitiert. So treten bekanntlich beim Fechten, Hanteln, Werfen, Tennis, sowie beim Rudern in gewöhnlichen Booten und bei gewissen Turnübungen (z. B. am Reck) in erster Reihe die Muskeln der Arme und Schultern in Aktion, jedenfalls weit mehr als die übrigen Körpermuskeln. Fußball, Hockey, Schlittschuh- und Rollschuhlaufen, Wandern und Bergsteigen, Radfahren, Reiten und Skilaufen führen vorwiegend zur Übung der Beinmuskulatur; beim Bobsleigh und Rodeln, sowie beim Turnen an gewissen Geräten (Pferd) sind die Rumpfmuskeln besonders stark in Anspruch genommen. Eine annähernd gleichmäßige Verteilung der Übung auf alle Körperteile wird demgegenüber vor allem beim Schwimmen und beim systematischen Frei- und Gerätturnen garantiert. Aber auch beim Ringen, beim Rudern in einem Rollboot und beim Wasserpolo ist andauernd fast die gesamte Körpermuskulatur in Aktion. Überhaupt ist die regionäre Lokalisation beim Sport eine ganz grobe und weit unexaktere als bei der Gymnastik. Es gibt keinen Sport, bei dem lediglich ein einzelner Körperbezirk an der Übung teilnimmt; man denke nur an die Nachwirkung einer anstrengenden Fußtour auf die Muskulatur des Rumpfes und selbst der Arme oder andererseits an die Haltung der Figuren auf antiken Darstellungen von Diskuswerfern und Fechtern, und man erkennt sogleich die Universalität der Beanspruchung verschiedenster Körperregionen selbst bei anscheinend so isoliert lokalen Übungen wie Wandern, Werfen und Fechten, geschweige denn Fußball, Tennis, Bobsleigh u. dgl. mehr. Wenn man damit die Rezepte der schwedischen Gymnastik vergleicht, so ist der Unterschied ohne weiteres einleuchtend, und zwar ein Unterschied nicht immer nur zugunsten der Gymnastik, sondern auch teilweise zugunsten des Sports. Während nämlich bei einer großen Zahl von Krankheitsfällen (nicht allein des Bewegungsapparats) eine Lokalisation der Bewegungstherapie auf bestimmte erkrankte Partien einen erheblichen Vorteil darstellt oder sogar unerläßlich ist (vgl. S. 27 ff.), kann bei vielen anderen, besonders den Neurosen, den Konstitutionskrankheiten, den Schwächezuständen und manchen Erkrankungen innerer Organe, die Generalisierung der Übungen nicht groß genug sein. Dasselbe gilt für die Anwendung des Sports zur Prophylaxe bei Neuropathen und belasteten Individuen.

Freilich kann hier auch eine allgemeine Gymnastik etwa im Sinne der an anderer Stelle gegebenen sog. gymnastischen Rezepte oder des Müllerschen Systems (S. 82) auf Erfolge rechnen. Aber die Sports sind für diese Fälle entschieden im Vorteil, und zwar vorwiegend wegen der psychischen Wirkungen, die sie vor den gymnastischen Übungen voraushaben, und die sich etwa nach folgenden Gesichtspunkten analysieren lassen.

Eine Art psychischer Wirkung, an die bei uns in Deutschland jeder sofort mit Schaudern denkt, wenn er von psychischen Wirkungen, einer Behandlungsmethode hört, können wir dabei glücklicherweise unerörtert lassen, nämlich die suggestive Wirkung. Sie fehlt gewiß auch hier nicht, aber selbst die radikalsten Suggestionsschnüffler unter unseren therapeutischen Manchestermännern haben es noch nicht fertig gebracht, auch den Sport auf den großen Kehrichthaufen der von ihnen mit „Suggestion" abgestempelten Behandlungsverfahren zu werfen.

Die psychischen Wirkungen des Sports kann man in quantitative und qualitative trennen. Ich habe an anderer Stelle (S. 53) zur Erklärung dieser Unterscheidung das Beispiel vom Athleten und vom Jongleur angeführt. Man kann die oberen Extremitäten — und ebenso natürlicherweise alle anderen Teile des Körpers und diesen im ganzen — dahin üben, daß immer größere Leistungen (durch Steigerung der Muskelarbeit) oder dahin, daß immer größere Geschicklichkeit (durch allmähliche Einübung bestimmter Koordinationen) erzielt werden. Das erstere soll als quantitativer, das letztere als qualitativer Erfolg bezeichnet werden. Man könnte mit Berücksichtigung des anerkannten wesentlichen Einflusses der sensorischen Sphären auf die Koordination an Stelle der quantitativen auch von psycho-motorischen und an Stelle der qualitativen auch von psycho-sensorischen Wirkungen (S. 53) reden.

Die quantitativen Wirkungen erstrecken sich zunächst nach zwei Richtungen. Sie zeigen sich in Zunahme der Kraft und in Zunahme der Dauer der Übungen. Der psychische Gewinn aus Kraftsteigerung macht sich in Erhöhung des Kraftgefühls bemerkbar. Schon das Gelingen der Einzelübung, das Überwinden von groß erscheinenden Widerständen hinterläßt bekanntlich mit absoluter Regelmäßigkeit ein mehr oder weniger lange anhaltendes, entschieden lustbetontes Gefühl der eigenen Kraft. Bei dauerndem Gelingen der gleichen Übung verflacht dieses Gefühl, es entwickelt sich aber an seiner Stelle ein Gefühl der Sicherheit, aus dem normalerweise wieder die Neigung zur Erhöhung und Erschwerung der Leistung erwächst. So ist die allseitig erfahrungsgemäß festgestellte Tatsache psychologisch erklärbar, daß Kraftübungen für Erhöhung des Selbstvertrauens und des Mutes Außerordentliches leisten, und es ist von dieser Ansicht nur noch ein Schritt zu der Erkenntnis, daß sich ein solcher Erfolg unmöglich auf diejenigen speziellen Leistungen beschränken kann, die grade eingeübt sind, sondern daß er auch auf Gebiete irradiieren muß, die mehr oder weniger weit vom Bereiche der Übung entfernt sind. Es ist klar — und die tägliche Erfahrung bestätigt es — daß jemand, der in irgend einem beliebigen Sport, z. B. im Boxen, eine gewisse Meisterschaft durch Übung erreicht hat, auch furchtlos und selbstsicher an Leistungen auf anderen Gebieten herangehen wird, seien es nun andere Sports oder — und das ist für uns die Hauptsache — ernsthafte Lebensaufgaben. — Solche Sports, die das Kraftgefühl steigern, und die schließlich auch Mut und Selbstvertrauen heben, sind in erster Linie die Kampfsports: Boxen, Ringen, Fechten; ferner das Gerätturnen, insbesondere die Reckübungen, Weitspringen, Reiten, Fußballspielen, Bobsleighfahren, in geringerem Grade auch Rodeln und Klettern.

Ähnlich, wie es soeben für die Intensität der Leistungen ausgeführt worden ist, liegt das Verhältnis für die bleibenden psychischen Wirkungen der Dauerübungen. Auch hier finden wir nach dem einzelnen Erfolg das lustbetonte Selbstgefühl, das in das Sicherheitsgefühl und das Vertrauen zur eigenen Leistungsfähigkeit einmündet. Die psychische Variante, die durch Dauerübungen sich herausbildet, heißt Widerstandsfähigkeit, Ausdauer und Zähigkeit. Sports, die in diesem Sinne wirken, sind besonders alle Wettspiele (Leichtathletik: Laufen, Springen, Werfen), weiterhin das Ringen und Fechten, auch das Bergsteigen, Radfahren und Schlittschuhlaufen; ja selbst das einfache Wandern kann nach dieser Richtung von Wert sein [1]).

Ganz andere seelische Vorgänge begleiten und überdauern diejenigen Übungen, die der Hebung der Geschicklichkeit dienen. Hier verlangt die Einzelübung vor allen Dingen Exaktheit, d. h. Konzentrierung der Aufmerksamkeit auf das zu erreichende Ziel, genaue Berechnung der zur Erreichung notwendigen Bewegungskoordinationen, völlige Ausschaltung störender Mitbewegungen, kurz eine psychomotorische Ökonomie, die mit der Schwierigkeit der Präzision der Übung steigt und bekanntlich oft zu gradezu erstaunlicher Höhe anwächst. Wie wichtig diese Vorgänge für die Bewertung der Sports sind, geht aus der bekannten Tatsache hervor, daß selbst der Stärkste, wenn er einen Sport nicht gelernt hat, „dem geschickten Boxer, Ringer oder Dschiu-Dschitsu-Kämpfer nicht Widerstand leisten kann" (Nikolai). Mit anderen Worten: das, was wir „Fertigkeit", „Geschicklichkeit" oder oft auch fälschlich „Kraft" nennen, ist zum überwiegenden Teil ein psycho-sensorischer Vorgang; nicht die stärkere Muskelkraft entscheidet in der Regel, sondern die größere Gewandtheit, die durch methodische Schärfung der Aufmerksamkeit („Schärfung der Sinne", sagt der tägliche Sprachge-

---

[1]) Von Schnelligkeitsübungen muß für unsere Zwecke gänzlich abgesehen werden, da sie leicht in Rekordbrecherei und Überanstrengung ausarten.

brauch ungenau) und durch Verkürzung der Reaktionszeiten gewonnen wird. Muskelgefühl, Gesicht und Gehör sind die Eingangspforten für diese Art der Übung, die der reinen Quantität an Wirksamkeit weit überlegen ist, ja diese sogar höchstwahrscheinlich zu einem erheblichen Bruchteil gradezu vortäuscht. Die genannten Sinne sind aber nicht nur die Tore, durch welche die Aufmerksamkeitsübung eintritt, sondern sie profitieren selbst von der Übung insofern, als eine Schärfung spezieller kinästhetischer, optischer oder akustischer Aufmerksamkeitsqualitäten daraus resultiert; wir sprechen dann von einem scharfen Auge, einem scharfen Gehör, einem sicheren Griff, einem sicheren Fuß od. dgl.

Nikolai hat in einer Tabelle die Wirkungen der einzelnen Sportübungen auf die „Sinnesschärfe" (in der erwähnten alltagssprachlichen Wortbedeutung) geordnet. Wenn ich auch im einzelnen seinen Beobachtungen nicht ganz zustimme, so möchte ich doch die Hauptpunkte daraus hier hervorheben. Alle drei in Betracht kommenden Sinne, Muskelgefühl, Gesicht und Gehör, profitieren nach diesem Autor in höchstem Grade beim Bergklettern und bei Reisen in der Wildnis, ferner auch und nur in unbeträchtlich vermindertem Maße, beim Jagen und beim „Wandern als Naturfreund", schließlich auch beim Segeln und Fischen. Muskelgefühl und Auge allein werden geübt bei Tennis und Polo, auch beim Fechten, Hockey, Cricket und der Leichtathletik, endlich beim Fußball, Reiten, Schießen und Billardspielen. Muskelgefühl und Ohr gleichzeitig finden ihre Ausbildung beim Tanzen, während durch Schlittschuh- und Skilaufen, in etwas geringerem Maße durch Gerätturnen und Radfahren und endlich durch Rudern und Ringen sich lediglich das Muskelgefühl übt. Durch Automobilfahren und Boxen wird nach Nikolai lediglich (?) Übung des Auges erzielt.

Der Gewinn für die Psyche, der aus den hier geschilderten Eigenschaften der Sportübungen erwächst, ist nach dem, was für die quantitative Seite soeben gesagt worden ist, leicht zu berechnen. — Und auch hier erweist die Praxis die Richtigkeit des Exempels. Nicht nur für den grade eingeübten Sport, sondern auch für benachbarte und ähnliche, ja mehr oder weniger für alle Gebiete menschlicher Tätigkeit sehen wir als bleibenden Erfolg der systematischen Übung eine Erziehung zur geistigen Konzentration und zur Umsicht, eine Weckung der Kaltblütigkeit und Geistesgegenwart, einen Ansporn zu zielbewußtem Handeln. — Sports, die eine besondere Konzentrierung erfordern, sind die Jagd und alle Kampfsports, auch Fußball, Hockey, Tennis. Übungen der Geschicklichkeit und psycho-motorischen Ökonomie sind namentlich alle Ballspiele einschließlich Kegeln und Billard. Große Umsicht und Kaltblütigkeit gehört zum Luftsport, zu allen Arten der Jagd, zum Boxen, Ringen, Fußball und schließlich auch zum Rodeln und Skilaufen.

Eine besondere seelische Wirkung kommt denjenigen Übungen zu, die nicht der Einzelne allein, sondern mehrere Personen oder ganze Massen auszuführen haben. Ein Schulbeispiel dafür ist das Bobsleighfahren. Aber auch beim Fußball, Hockey und Polo, sowie bei gewissen Arten des Ruderns ist jeder der Mitwirkenden vom anderen in hohem Grade selbst bis zur Lebensgefahr abhängig. Diese Notwendigkeit zur gegenseitigen Rücksichtnahme, zur Unterordnung unter den Willen eines Führers oder unter den gemeinsamen Zweck ist eine nicht hoch genug zu schätzende Schule der „Disziplin" im militärisch-pädagogischen Sinne. Selbstzucht, der Kernpunkt und die Krone der militärischen Erziehung, kann auch durch die Pflege geselliger Sportarten, im wahren Wortsinne „spielend", erworben werden.

*   *   *

Zum Schlusse dieser Ausführungen sei auf einen weitverbreiteten Irrtum hingewiesen, dessen Aufklärung mir wichtig erscheint. Es liegt nahe, im Sport in erster Reihe ein Behandlungsverfahren zur Ablenkung der Aufmerksamkeit zu sehen, wie ein solches sicherlich bei vielen Neurosen, besonders den Zwangsvorstellungen, den neurasthenischen, hysterischen oder hypomelancholischen Angstleiden, den hypochondrischen Selbstquälereien nur erwünscht und aussichtverheißend sein könnte. Diesbezüglich ist zu sagen, daß allerdings eine solche Wirkung des Sports im allgemeinen nicht zu leugnen, daß sie oft sogar ganz auffallend und mitunter segensreich ist. Aber die Ablenkung ist erstens nichts für den Sport Spezifisches. Wenn sie vielleicht durch ihn oft besonders leicht gelingt, so können doch unter Umständen Spiele, Geselligkeit, Kunstgenuß (Theater, Lektüre etc.), berufliche oder außerberufliche, namentlich produktive Beschäftigung eine mindestens ebenso intensive Ablenkung der Aufmerksamkeit von den quälenden Vorstellungskomplexen gewähren. Zweitens tragen die meisten Sports wie alle Körperübungen überhaupt (s. S. 28 und 44) in sich die Neigung zum Automatismus. Wie Gehen, Sprechen, Schreiben vom Kinde mühsam erlernt werden müssen, beim Erwachsenen aber automatisch vor sich gehen, und wie der Klavierspieler die äußerst komplizierten Bewegungen seiner Finger nicht mehr beachtet, so werden auch die Armbewegungen beim Rudern, das Pedaltreten beim Radfahren, die Beininnervationen beim Schlittschuhlaufen vom Bewußtsein allmählich gleichsam losgelöst und ins Unterbewußtsein gedrückt. In dem gleichen Maße, in dem das geschieht, verliert aber der betreffende Sport seinen ablenkenden Einfluß, und die pathologischen Gedankenkreise und Gefühlsregungen bekommen wieder die Oberhand. Eine große Zahl von Sports leidet an diesem therapeutischen Mangel. Ganz frei davon sind etwa Boxen, Ringen, Fußball, Hockey (Tennis), die meisten Formen des Jagdsports, fast frei davon der Klettersport, das Bobsleighfahren, wie überhaupt das Steuern von Fahrzeugen (Automobil, Luftfahrzeuge) und selbstverständlich auch die bald zu erwähnenden Renn- und Rekordsports. — Am meisten führen zum Automatismus das Schlittschuh- und Rollschuhlaufen. Ähnliches gilt vom Wandern, einfachen Bergsteigen und Reiten, soweit letzteres nicht auf Wettbewerb hin, sondern lediglich aus praktischen oder hygienischen Gründen getrieben wird, in gewissem Grade auch vom Schwimmen.

### Kondraindikationen des Sports bei Nervenkranken.

An die Spitze der Kondraindikationen stelle ich die Grundregel, daß die aktive Teilnahme von nervenkranken Personen an sportlichen Wettbewerben großen Stils, also besonders an öffentlichen Wettrennen, Wettspielen u. dgl., rundweg zu verbieten ist. Alle Autoren sind einig darin — und jeder, der auch nur als Zuschauer an solchen Veranstaltungen teilgenommen hat, weiß es —, daß die Aufregung, Anstrengung und Gefahr, denen die Ausübenden dabei ausgesetzt sind, selbst bei anscheinend harmlosen Sportspielen recht erheblich, oft ganz außerordentlich sind, daß von Dosierung der Kraftentfaltung gar nicht die Rede sein kann, und daß demnach hier für systematische therapeutische Wirksamkeit kein Raum mehr vorhanden ist. Der ablenkende Einfluß (s. oben) ist gewiß zuzugeben, aber er ist erstens nur kurzdauernd, zweitens oft genug von Abspannung gefolgt und drittens nicht schwerwiegend genug gegenüber den erwähnten drei Nachteilen: Aufregung, Anstrengung, Gefährlichkeit.

Dieselben drei Nachteile sind es auch, die außerhalb der Wettveranstaltungen bei der Auswahl im Einzelfalle und der allgemeinen Kontraindikationsstellung hauptsächlich ins Gewicht fallen. Aufregende Sports sind in erster Reihe diejenigen, die eine gespannte Konzentrierung erfordern, vor allem die Wettspiele, inkl. Kampfsports und Fußball, Flugsport, die Lenkung von Luftschiffen und Ballons, das sportmäßige Automobilfahren etc. — Natürlich wird man diese Sportarten nicht allen Nervenkranken ein für allemal verbieten; aber es ist ebenso selbstverständlich, daß man bei Erregungszuständen Übungen vorzieht, von denen Schädigungen nach dieser Richtung nicht zu befürchten sind: Turnsport, Angeln, Radfahren, Bergsteigen (nicht Klettern!), Wandern, Wassersport, Schlittschuhlaufen, ev. Reiten. — Bei Konzedierung der Teilnahme an den vorher als aufregend bezeichneten Sportarten im Einzelfalle müssen entsprechende Kautelen geschaffen werden (Festsetzung der Dauer, Beschränkung der Teilnehmerzahl etc.).

Von anstrengenden Sports sind in erster Reihe die Kampfsportarten zu nennen, namentlich Boxen und Ringen, ferner der Bergsport in der Form des Kletterns, Schwerathletik, Wasserpolo, Fußball. Anstrengend ist für kränkliche Personen auch das Stehen auf Anstand bei der Jagd auf Rotwild etc. Für schlaflose und schwache, blutarme Neurastheniker sind nur die leichtesten Sports zulässig, die später noch erwähnt werden sollen. Allmählich müssen indessen die Anforderungen auch bei solchen Personen gesteigert werden.

Was die Gefährlichkeit der Sports betrifft, die ja keine Kontraindikation für Nervenkranke allein darstellt, indessen bei ihnen zum Teil in wesentlich höherem Grade berücksichtigt werden muß als bei Gesunden (man denke an den Höhenschwindel, die Phobien etc.!), so braucht wohl nicht besonders betont zu werden, daß man Patienten, die nicht ganz schwindelfrei sind, vor Klettertouren warnen muß. Überhaupt ist der Klettersport im Gegensatz zum einfachen Bergsteigen oder zur Ausführung ganz leichter Gletschertouren (sog. Salongletscher) nur mit Vorsicht ärztlich zu verordnen. Von führerlosem Klettern, das ja auch Gesunden untersagt werden müßte, ist ganz abzusehen.  Arteriosklerotiker und Herzkranke dürfen wohl mäßig und nach bestimmter methodischer Dosierung (Oertel) Berge steigen, aber überhaupt nicht klettern.

Gefährlich ist ferner — abgesehen vom Bobsleighfahren, das ja gewöhnlich nur von erstklassig trainierten Sportsleuten ausgeführt wird, und vom Luftsport, der ja auch bisher nur wenigen zugänglich ist — in erster Reihe das Rodeln, wenigstens in der Form, wie man es in den letzten Jahren von den Großstädtern in ihren Wintererholungsorten ausüben sieht.

Es wird leider in der Literatur, soweit ich sehe, das Rodeln in der für die Beurteilung der Sportwirkungen überhaupt vielfach üblichen himmelblauen Farbe als ein „wundervolles, Herz und Kopf erfrischendes, den Körper stählendes und auf das Nervensystem günstig wirkendes" Verfahren ohne irgendwelche Einschränkung oder Anleitung universell empfohlen.  Dementsprechend sieht man an allen Wintersportplätzen fast ausnahmslos jedermann, Männer und Frauen, Kinder und Greise, ohne jede Vorbereitung und Übung den Rodelschlitten besteigen und Abhänge von oft nicht unbeträchtlicher Steigung — womöglich ohne Fußbremsung mit erhobenen Beinen — hinuntersausen.  Es ist deshalb nicht zu verwundern, daß die Zahl der kleineren und größeren Verletzungen an allen solchen Sportplätzen infolge der allgemeinen Rodelepidemie sehr beträchtlich ist.  Wenn es eine Statistik der Sportunfälle gäbe, so würde vermutlich der Rodelsport bald hinter dem Kletter- und Fliegersport rangieren.  Nun ist gewiß zuzugeben, daß beim Abstieg von mühsam erklommenen Höhen die Rodel ein ideales, kaum entbehrliches oder doch jedenfalls nur schwer ersetzbares Beförderungsmittel ist.  Aber es ist als Regel festzuhalten, sowohl für Gesunde als auch für Nervenkranke, daß der Ungeübte mit dem Rodelschlitten keine Schnelligkeitsrekords erstreben darf, daß er mit größter Vorsicht und unter dauerndem Bremsen fahren soll; vor allem aber ist zu verlangen, daß Anfänger vor größeren Touren auf geeigneten Übungsbahnen und unter Leitung eines Kundigen das Rodeln, d. h. das Lenken und Bremsen des Schlittens bei zunehmender Steilheit, sowie das Nehmen von Kurven regulär erlernen.

Von weiteren Gefahren sind noch folgende zu erwähnen: Beim Boxen und den übrigen Kampfsports, namentlich dem Dschiu-Dschitsu, sind Kopf- und Gesichtsverletzungen sehr häufig (das „Pankratiastenohr" der Wettkämpfer).  Ebenso kommen bei Fußball, namentlich beim Rugby (d. h. Fußball mit Aufheben des Balles) und Hockey Unfälle nicht selten vor.  Der Gefahr der Erkältung ist der Jäger beim Stehen auf Anstand, der Segler und der Automobilfahrer in besonders hohem Grade ausgesetzt.  Gänzlich gefahrlos ist indessen nur die Minderzahl der Sports überhaupt.  Ist ja grade die Überwindung der Gefahr einer der Anreize zur sportlichen Tätigkeit.  Die Gefahr der Verrohung ist besonders da, wo es sich um psychopathische Personen handelt, nicht ganz außer acht zu lassen, und wo Befürchtungen nach dieser Richtung bestehen, sollte von Sports wie Dschiu-Dschitsu, Rugby und namentlich auch von Jagd in jeder Form abgesehen werden.

Ich möchte hier, um eine gewisse Vollständigkeit zu erreichen, einige Bemerkungen über die relativen Kontraindikationen anfügen, die sich aus Alter, Geschlecht, Raum, Zeit und wirtschaftlicher Lage ergeben.  Obwohl das hier Angeführte nicht für Nervenkranke allein, sondern für Patienten aller Art und schließlich auch für Gesunde gilt, wird der ärztliche Leser vermutlich diese Fingerzeige nicht ungern sehen.

Im Kindesalter bis etwa zum 15. Lebensjahr ist mit Rücksicht auf die Anstrengung des Herzens vor zu reichlichem Gerätturnen zu warnen.  Die durch diese Übungen erzeugte übermäßige Muskelentwickelung an jugendlichen Körpern ist überdies unschön und macht erfahrungsgemäß für das spätere Leben schwerfällig. In noch höherem Grade gilt das von Schwerathletik (Gewichtstemmen, Gewichtwerfen), ähnliches auch vom Rudern, Ringen, Boxen und von Parforcetouren auf dem Rade. Bei allen diesen Sportarten liegt die Gefahr der „Übertrainierung" vor. Mäßiges Radeln, Ballspielen — am wenigsten allerdings grade der von Kindern bevorzugte Fußball —, Schwimmen, Schlittschuh- und Rollschuhlaufen — letzteres nicht in den Abendstunden, weil es, wie abendliche Sportübungen überhaupt, leicht zu Schlafstörungen führt — und mäßiges Bergsteigen, auch Skilaufen und ganz besonders das Wandern sind ausgesprochene Sports für Jugendliche. Grade für Großstadtkinder, besonders wenn sie aus nervösen Familien stammen, einseitig „intellektuell" erzogen werden oder selbst schon Zeichen von funktionellen Neurosen zeigen, ist ein systematisches Wandern in der freien Natur etwa ein- bis zweimal wöchentlich in allmählicher Steigerung der Leistung bis etwa sechs Stunden pro Tag ein Prophylaktikum und Therapeutikum ersten Ranges. In den großen Städten sorgen jetzt glücklicherweise die Schulen durch Schulspaziergänge, Turnfahrten und Begünstigung der Schüler-Wandervereine („Wandervögel" etc.) dafür, daß bei den ihnen anvertrauten Kindern nicht nur eine mens sana, sondern auch ein corpus sanum entwickelt werde. In den japanischen Schulen werden nach den Berichten der dortigen Schulärzte (aus dem Jahre 1908) systematisch Spiele und Sportübungen getrieben, und zwar treiben die Knaben Fischfang, Bogenschießen, Drachenspiele, Ballspiele zu Pferde (Dakyn, wohl ähnlich unserem Polo), Reiten, Ringen und Schwimmen, die Mädchen Kleinbogenschießen (Jokyn), Ballspiele und gemeinsam mit den Knaben Wettfangspiele. Es wäre hier für unsere deutsche Jugend manche Anregung zu finden. Besonders geeignet für nervöse Kinder und übrigens auch für Erwachsene, scheint mir das Bogenschießen zu sein, ein Sport, der wie wenige andere, zur Sicherheit und Ruhe erzieht, die „Sinne" schärft, die Aufmerksamkeit von krankhaften Gedankengängen und Gefühlsregungen ablenkt und darum ohne Zweifel für jugendliche Personen mindestens zweckmässiger ist als z. B. die „rhythmische Gymnastik" (S. 29). Bei uns sind diese Übungen leider anscheinend so gut wie völlig in Vergessenheit geraten.

Für das Greisenalter fallen die Kampfsports, Fußball, Hockey etc. fort. Reiten, Rodeln und Schlittschuhlaufen werden bekanntlich, ebenso wie Jagdsport, auch von alten Herren und Damen oft noch gern geübt. Nervenkranke im höheren Alter wird man nur selten zum Erlernen eines Sports bewegen können. Golf, Angeln, Wandern (in abgestufter Dosierung), vorsichtige Freiübungen oder leichtes Hanteln (Ein- bis Zweipfundhanteln) kämen für solche Zwecke in erster Linie in Betracht.

Geschlechtsgrenzen gibt es heute für den Sport kaum noch. Während noch vor 40 Jahren selbst das Schlittschuhlaufen der Frauen vielfach nicht gern gesehen wurde und eine Radlerin noch vor 10—15 Jahren als „emanzipiert" galt, sind jetzt ringende und selbst boxende Frauen nichts Unerhörtes mehr. Trotzdem werden grade die Kampfsports und das Fußballspielen aus leicht begreiflichen Gründen immer Männersports bleiben und sollten ohne zwingende Ursache Frauen nicht ärztlich empfohlen werden. In der Menstruation und vor den ersten Menses im Wochenbett ist jeder Sport verboten. Manche unserer Damen, deren Sportbegeisterung nicht immer hygienischen Motiven entspringt, sollten sich die Worte Straßmanns zu Herzen nehmen: „Die hohe Funktion der Fortpflanzung muß bei der Frau die erste Rolle spielen, der Sport (höchstens! D. Verf.) die zweite."

Von Raum und Zeit unabhängige Sports sind Turnübungen, Hanteln und beim Vorhandensein eines Partners Kampfsport und Ballspiele, natürlich auch Wandersport. Hierbei sei gleich erwähnt, daß für den Sommer das Fußballspielen und bei großer Hitze auch das Tennis wegen der Hitzschlaggefahr, die Kampfsports und die Schwerathletik wegen der Gefahr der Wärmestauung allen Patienten zu untersagen sind. Für Gesunde und Kranke wäre vom hygienischen Standpunkte aus die allgemeine Einführung gedeckter Tennisplätze, wie sie in England und an einzelnen Orten Deutschlands schon bestehen, sehr zu begrüßen. Es ist nicht einzusehen, warum der Tennissport von Wetter und Jahreszeit sich abhängig halten soll. Größere Turnhallen würden unter Umständen mit geringen Änderungen zu Tennisplätzen verwendbar gemacht werden können.

Die meisten Sportübungen sollten am besten wegen der Erregungsgefahr nicht unmittelbar vor dem Schlafen oder nach größeren Mahlzeiten, das Schwimmen wegen der nachfolgenden Mattigkeit auch nicht am frühen Morgen ausgeführt werden.

Daß man auch die wirtschaftliche Lage und die für die Sportübungen verfügbare Zeit berücksichtigen muß, bedarf nur kurzer Erwähnung. Am kostspieligsten sind die Luftsports, ferner Segeln und Reiten. Viele Sportarten, besonders die Rasenspiele, machen dadurch gewisse Unkosten und Umstände, daß sie Anschluß an andere Personen, Eintritt in Sportvereine oder Mietung besonderer Plätze erfordern. — Zu einigen Hantelübungen findet selbst der Beschäftigste Zeit.

## Indikationen der Sportbehandlung bei den einzelnen Nervenkrankheiten.

Es gibt kein dankbareres Feld für die ärztliche Sportanwendung als die sog. allgemeinen Neurosen. Ganz besonders Vorzügliches leistet die Sporttherapie bei den Formen mit hypochondrischer Färbung, den Angstneurosen und den Zwangsvorstellungen, d. h. grade bei denjenigen Krankheitsbildern, die den sonstigen therapeutischen Bemühungen die enormsten Widerstände entgegensetzen.

Es war schon oben allgemein gesagt worden, daß es in erster Reihe neuropathische Personen sind, denen die sportliche Tätigkeit zum Segen gereicht. Grade um solche handelt es sich aber fast ausnahmslos bei den genannten Zuständen: um Menschen mit erblichen Anlagemängeln, mit Verkümmerungen und Verkrüppelungen, welche nicht nur das Nervensystem betreffen und das psychische Verhalten beeinflussen, sondern oft selbst rein äußerlich erkennbar in mehr oder weniger groben körperlichen Defekten oder Varianten in die Erscheinung treten. Kommt zu der fehlerhaften Anlage noch, wie das bei dem gleichfalls neuropathischen Charakter der Aszendenten leicht verständlich ist, eine verkehrte Erziehung, so namentlich, was recht häufig zu finden ist, eine einseitige Ausbildung der intellektuellen Sphäre auf Kosten der Energie, dann ist der Boden für die Entwickelung der Neurose gegeben und bestellt. Ein geringer Anstoß genügt, um sie zu entwickeln.

Wenn es sich nicht um bejahrte Individuen handelt, also in erster Reihe bei Kindern, aber auch noch bis in die vierziger Jahre hinein, ist die Sportbehandlung für diese Zustände nach meiner Erfahrung gradezu souverän. Besser als jede andere Therapie, besser als die Hypnose, besser sogar als die vielgerühmte „Persuasion" und die noch mehr gerühmte „Psycho-Analyse" faßt sie das Leiden an der Wurzel. Die hereditäre Anlage läßt sich nicht ändern. Aber eine Korrektur der Erziehung, ein Nachholen der versäumten Schulung der Energie ist selbst bei Personen mittleren, zur Not auch höheren Alters nicht zu spät. Für das Kindesalter ist sie eine unerläßliche Forderung. Es sind da die oben erwähnten „psycho-motorisch" wirksamen Sportarten, die in erster Reihe geübt werden müssen, bei Kindern unter Berücksichtigung der auf S. 65 und 69 gegebenen Kautelen, also die das Kraftgefühl steigernden, Mut und Selbstvertrauen erweckenden Kampfsports und Turnübungen. Praktisch weniger in Betracht kommt das Bobsleighfahren. Klettertouren im Gebirge und Rodeln sind ja nur in einer

Minderzahl von Fällen anwendbar und dann auch nicht ganz einwandfrei (s. o.).

Die Charakterverbildungen dieser Dégénérés sind natürlich nicht einförmig, sondern recht mannigfaltig, wenn auch gewisse mehr oder weniger variierte Typen immer wiederkehren. Ein genaues Eingehen auf die verschiedenen Seiten der Psyche muß dann selbstverständlich auch auf dem Gebiete der Sporttherapie das ärztliche Handeln beeinflussen. So kommt es mitunter weniger darauf an, Mut und Selbstvertrauen zu heben, als den Mangel an Ausdauer und Widerstandsfähigkeit zu bekämpfen. Für solche Personen — jeder Nervenarzt kennt diese Typen — wären nach den oben entwickelten Prinzipien neben den auch hier an erster Stelle stehenden Kampfsports die Leichtathletik, besonders Wettlaufen und Springen, Raddauerfahrten, Rudern und Bergsteigen, Schlittschuhtourenfahrten etc. empfehlenswert. Es muß dabei darauf gehalten werden, daß durch allmähliches Trainieren eine Heraufsetzung der Ermüdungs- und Erschöpfungsgrenze erreicht wird.

In wieder anderen Fällen gilt es vor allem, Ruhe und Kaltblütigkeit an Stelle von Reizbarkeit, Schreckhaftigkeit und mangelhafter Konzentrationsfähigkeit zu setzen. Der Typus des Neurasthenikers im Sinne der klassischen Darstellungen dieses Leidens zeigt ja grade am häufigsten die letztgenannten Störungen. Hier sind die oben als „qualitativ“ bezeichneten Sportwirkungen in erster Linie zu erstreben und die auf die psycho-sensorische Sphäre gerichteten „Konzentrationsübungen“ zu bevorzugen: Jagd- und Kampfsports, Ballspiele und Wintersports.

Schließlich kann auch für diejenige Gruppe von Neuropathen, bei denen das Selbstbewußtsein eine krankhafte Steigerung zeigt, und denen es an Subordinationsfähigkeit mangelt, sportliche Tätigkeit als Heilmittel angesehen werden. Für solche Personen wähle man die geselligen Sports, bei denen Unterordnung und gegenseitige Rücksichtnahme erfordert werden: Ballspiel (Fußball, Hockey, Polo), Rudern in sog. Mehrskullern u. dgl.

Bei vielen Personen hat der Arzt freilich ausgesprochene Widerstände zu überwinden, ehe er sie überhaupt zum Versuche sportlicher Tätigkeit bewegen kann. Teils ist es der im Vordergrunde des Krankheitsbildes stehende Mangel an Energie und Ausdauer, teils eine oft ganz erstaunliche Unbehilflichkeit, Unverträglichkeit oder schließlich der Widerwille und die Verachtung des Ästheten gegen alle Muskelarbeit, was die Behandlung erschwert. Der erfahrene Praktiker darf sich dadurch nicht abschrecken lassen. Er muß dem Mutlosen, Faulen und Unbehilflichen Brücken bauen, den Ungeselligen allmählich unter Menschen bringen und den Spott und die Abneigung des Ästheten durch Entgegenkommen (Empfehlung ästhetisch akzeptabler Übungen, wie Florettfechten, Reiten) entwaffnen. Auch die Deprimierten sind nach meiner Erfahrung, so weit es sich nicht um echte Psychosen handelt, suggestiven Einflüssen nach dieser Richtung hin zugänglich. Wo wirkliche körperliche Schwäche, nicht nur Schwächegefühl, vorliegt, also bei anämischen und schlaflosen Neurasthenikern, abgemagerten

„Basedowoids“ etc., ist Sport überhaupt nicht angezeigt, höchstens können Turnübungen — Freiübungen — oder einfaches Wandern resp. eine so wenig anstrengende Beschäftigung wie Angeln empfohlen werden.

Unüberwindlich sind die Widerstände bei vielen, fast möchte ich sagen, bei den meisten Hysterischen. Hier, wo die Krankheit selbst eine in der Abwehr unerträglicher psychischer Konflikte aufgesuchte Zufluchtsstätte darstellt, wird jeder Versuch, daran etwas zu ändern, als unliebsame und unerwünschte Beeinträchtigung empfunden und mehr oder weniger bewußt abgewiesen. Hier sind die Heilverfahren, bei denen der Patient passiv bleibt, vor allem die verschiedenen Suggestionsverfahren einschließlich des hypnotischen, sowie die Hinlenkung auf nutzbringende Beschäftigung der Sportbehandlung in der Regel vorzuziehen. Eine Ausnahme macht nur die kindliche Hysterie, für die in allen wesentlichen Punkten das vorher über die Behandlung der Neuropathen Gesagte zutrifft. Auch hier ist aber Vorsicht wegen der Gefahr von Konflikten mit dem Lehrer und den Sportgenossen geboten.

* * *

Was die sog. Intestinalneurosen betrifft, d. h. die vorwiegend der Neurasthenie zugehörigen nervösen Lokalsymptome von seiten der Körperorgane, so empfiehlt Goldscheider, und ich stimme ihm darin rückhaltlos bei, den Sport besonders für die gerade bei Neurasthenie so häufigen Fälle vermehrter Pulsspannung und gesteigerten Gefäßtonus als Vorbeugung gegen Arteriosklerose. Ich halte es mit ihm für einen wichtigen Vorzug der Sports gegenüber der Gymnastik, daß hier die Möglichkeit gegeben wird, das nervöse „Herzklopfen zu verlernen“. Zu verbieten sind in diesen Fällen, besonders wo es sich um ältere, anämische, aneurysmakranke oder herzmuskelleidende Personen sowie um Intoxikationen handelt, solche Übungen, die eine gewisse Ausdauer verlangen, Rudern, Rodeln, Alpinismus, Wettmärsche und übermäßiges Turnen, natürlich auch Laufen und Schwerathletik. Am geeignetsten sind wohl für Herzneurosen Wanderungen, Schlittschuhlaufen, systematisches Bergsteigen (Oertel), vorsichtiges Radfahren. Daß auch Angeln, Golfspielen, Billard etc. gestattet sind, bedarf keiner Erwähnung. Allein zulässig sind die zuletzt genannten Übungen bei ausgeprägter Basedowscher Krankheit, während die sog. formes frustes und die Grenzfälle wie die eben genannten Herzneurosen zu behandeln sind.

In wie hohem Maße nervöse Magen- und Darmsymptome durch Sportübungen beeinflußt werden, ist ja allbekannt. Bickel weist darauf hin, daß nicht nur die auf den Verdauungstrakt gelenkte hypochondrische Aufmerksamkeit durch den Sport abgeleitet werden kann, sondern daß der Appetit sich bessert, die Peristaltik gefördert und die Ernährung gehoben wird. Er rät allerdings in bezug auf Förderung der Peristaltik zu einer gewissen Vorsicht wegen der Gefahr der Wasserverarmung und der Koteindickung, die wiederum Darmträgheit hervorbringen könnte. Auch warnt er vor Sportübungen im unmittelbaren Anschluß an größere Mahlzeiten. Besondere Vorschriften für die Wahl der Sportgattung bei diesen Neurosen existieren kaum, wenn man davon absieht, daß nach allgemeiner Erfahrung dem Reiten eine günstige Wirkung bei Obstipation zugeschrieben wird. Bei Hämorrhoiden kann Reiten, besonders sportmäßiges, ebenso wie sportmäßiges Radfahren vielleicht mehr schaden als nützen (Bickel). Am meisten empfehlen sich wohl bei Magen-Darmneurosen Rollbootfahrten, Turnsport, Schwimmen und Ballspiele (Tennis, Hockey, Fußball).

Von der Wirkung des Sports bei Blasenneurosen (Polyurie, Enuresis, Retentio, Inkontinenz) ist wenig bekannt. Erwähnt sei die Beobachtung, daß bei Soldaten, die an Enuresis leiden, die militärischen Übungen keine Heilwirkung auszuüben vermögen. Die Aufmerksamkeit abzulenken, erscheint mir als die einzige Möglichkeit, den Sport auch für diese Krankheitszustände zu verwerten. Die dafür geeigneten Übungen sind oben erwähnt.

Wichtig ist die Indikationsstellung bei den Sexualneurosen. Die allgemeine ärztliche Ansicht neigt dazu, alle Sports zu gestatten, nur Reiten, Radfahren und ev. Rodeln in diesen Fällen, besonders bei Neigung zu Pollutionen, Ejaculatio praecox und Potenzschwäche, zu verbieten. Fürbringer, der offenbar selbst ein leidenschaftlicher Radfahrer ist, will das Radfahren nicht als absolut unzulässig angesehen wissen. Nur bei „gehäuften" Pollutionen und bei „eingefleischten" Onanisten soll es nach ihm verboten werden. Eine Verführung zur Onanie an sich stelle es nicht dar, im Gegenteil würde „durch die Ermüdungsgefühle die Libido abgelenkt". Reiten dagegen hält Fürbringer für „fast kontraindiziert" bei Pollutionen und Samenstrangneuralgien; anstrengendes Bergsteigen, Rudern, Skilaufen und Gerätturnen bei Spermatorrhoe. Beim Schwimmen sind nach ihm Sexualneurotiker von gemischten Bädern fernzuhalten. — Ich möchte mich diesen Ansichten nur zum Teil anschließen. Das Bild der Sexualneurose ist ja ein recht buntes, und es ist gewiß richtig, daß man nicht generell entscheiden soll: Radfahren und Reiten müssen unterbleiben. Immerhin ist es doch wohl besser, grade bei Onanisten und an Pollutionen leidenden Personen beiderlei Geschlechts, sowie bei den Zuständen gesteigerter Libido und reizbarer Schwäche (Ejaculatio praecox) lieber grade in bezug auf die beiden genannten Sportarten und das Rodeln etwas rigoroser zu sein. Sportliche Möglichkeiten, auf die sexuellen Zentralorgane einzuwirken, sind in erster Reihe Schwimmen, die Kampfsports, Fußball und Rasenspiele, Laufen, Werfen, Freiübungen etc. Da, wo es sich — wie bei der psychischen Potenzschwäche — um Hebung des geschlechtlichen Selbstvertrauens handelt, sind grade die erstgenannten Sportarten besonders angebracht, auch da, wo es gilt, bei krankhaft gesteigerter Libido die Aufmerksamkeit vom sexuellen Gedankenkreise abzulenken und gleichzeitig körperlich zu ermüden. Für die letzteren Fälle kämen noch Jagd, Klettern und das Steuern von Fahrzeugen dazu. — Die Warnung Fürbringers vor Schwimmen in gemischten Bädern ist für stark libidinöse Neuropathen und schwere Onanisten gewiß zutreffend. Zur Verhütung pathologischer Steigerung des Geschlechtstriebes, also namentlich bei jugendlichen Neuropathen, erscheint mir die sportliche „Koedukation" der Geschlechter eher als ein Vorzug gegenüber der Sonderung. Im übrigen gilt bekanntlich für libidinöse Erwachsene beider Geschlechter von anderen Sportarten, z. B. dem Wintersport und manchen Rasenspielen, ganz Ähnliches wie von den gemischten Bädern. — Die Beobachtung Fürbringers, daß Rennsport direkt zur Potenzschwäche führt, ist sehr beachtenswert und wieder eine Mahnung für den Arzt, allen Kranken die Rennsports, d. h. Wettbewerbe im großen Stil, strikte zu verbieten.

* * *

Von neurotischen Symptomen seien noch die Kopfschmerzen und die Schlaflosigkeit erwähnt. Wenn auch im Migräneanfall oder während einer heftigen Kopfschmerzattacke anderer Art von sportlichen Übungen nicht die Rede sein kann, so ist um so mehr in der anfallsfreien Zeit für reichliche, allgemeine Körperübung zu sorgen. Sie kann natürlich ebensowohl durch Gymnastik als durch Sport oder jede beliebige Kombination von Verfahren (Müllersches System etc.) erreicht werden. Von Sports sind solche zu wählen, die eine möglichst gleichmäßige Durcharbeitung des ganzen Körpers herbeiführen, also Turnen, Schwimmen (mit individueller Auswahl), Rudern im Rollboot, auch Fußball, Laufen, Ringen und Boxen. Wo das nicht möglich ist, genügt rüstiges Wandern oder Bergsteigen, schließlich auch Tennis und andere Rasenspiele. — Daß es bei nervöser Schlaflosigkeit oft von großem Nutzen ist, durch körperliche Tätigkeit aller Art eine Ermüdung herbeizuführen, und daß dazu auch vielfach der Sport benutzt wird, ist ja allbekannt. Wandern, Turnen, Kegeln erfreuen sich für diesen Zweck großer Beliebtheit. Es muß aber ausdrücklich noch einmal betont werden, daß der Abend durchaus nicht die geeignete Zeit für Sportübungen ist, abgesehen von leichten Turnübungen und kurzen Spaziergängen. Die Erfahrung, daß selbst eine so leichte und harmlose sportliche Tätigkeit wie das Kegeln nicht selten den Schlaf beeinträchtigt, statt ihn herbeizuführen, lehrt, daß die Engländer, deren Sporttraditionen länger zurückreichen als die unsrigen, recht daran tun, ihre Übungen auf die Nachmittagsstunden vor der Hauptmahlzeit zu verlegen.

* * *

Bezüglich der übrigen nervösen Erkrankungen und Symptome kann die Darstellung kurz sein. Für die Trigeminusneuralgien gilt im wesentlichen das, was von den Kopfschmerzen oben gesagt worden ist: im Anfall selbst ist sportliche Tätigkeit unzulässig, in der Zwischenzeit jeder Sport gestattet, der eine möglichst allgemeine Körperübung erreicht. Alle übrigen Neuralgien verbieten gewöhnlich Sportübungen bis auf die Residuärstadien. Für diese Krankheiten ist Gymnastik die zu bevorzugende Bewegungstherapie. Fast das gleiche gilt für die lokalen Krämpfe, für alle Lähmungen, Atrophien, für die Ataxie und die übrigen Symptome der Gehirn- und Rückenmarkskrankheiten. Es gibt keinen Sport, der in der Behandlung dieser Krankheiten die

Gymnastik vollwertig ersetzen kann. Nur soweit es sich um Geschicklichkeitsübungen handelt, wie beim Krocket, Billard, Kegeln etc., ist Sport als Ergänzung zur Übungstherapie, also besonders bei leichter Ataxie, in gewissen Grenzen zulässig. Daß Turnen, Hanteln, Gehen, Steigen usw. neben den eigentlichen gymnastischen Übungen zur Behandlung der Lähmungen und Atrophien in Anwendung kommen, werde ich an anderer Stelle (vgl. die betreffenden Kapiteln des speziellen Teils) erörtern.

Zur Behandlung vasomotorisch-trophischer Neurosen oder trophischer Störungen bei anderen Nervenkrankheiten findet der Sport kaum nennenswerte Verwendung. Zulässig sind hier die meisten Sportarten, nur daß man selbstverständlich einen Patienten mit Raynaudscher Krankheit nicht grade der Nässe und Kälte (Wasser-, Luft- und Wintersport) oder der Gefahr des „Klammwerdens" der Hände (Angeln, langes Zielen bei der Jagd, Zügelhalten beim Fahren und Lenken) aussetzen wird, u. dgl. mehr. Näher auf diesen Punkt einzugehen, liegt wohl kein praktisches Bedürfnis vor.

Besondere Erwähnung verdient endlich der Tic. Sowohl der generelle, als der lokale Tic ist der Sportbehandlung insofern zugänglich, als es eine unleugbare Tatsache ist, daß selbst schwerste Ticzuckungen durch Ablenkung der Aufmerksamkeit zum Stehen gebracht werden können. Gilt das schon von Beschäftigungen wie Knotenlösen, Nadeleinfädeln und von den Geduldspielen, so gilt es in noch höherem Maße von sportlicher Tätigkeit. Diejenigen Übungen, die besondere Exaktheit und psychomotorische Ökonomie (s. o.) erfordern, eignen sich überraschenderweise oft am besten zur Sistierung der Ticbewegungen, so Billardspielen, Krocket, Kegeln und vor allem die Schießübungen. Während des Zielens macht einer meiner mit heftigstem Hals-Dreh- und Schütteltic behafteten Patienten, der ein ausgezeichneter Jäger ist, den Eindruck eines völlig Gesunden. Freilich — darauf habe ich oben schon hingewiesen — ist die Ablenkung der Aufmerksamkeit durch den Sport den übrigen Wirkungen sportlicher Tätigkeit nicht ebenbürtig, weil sie nicht nachhaltig wirkt, sondern nur vorübergehende Linderung schafft.

### Allgemeine Vorschriften für die Sportbehandlung von Nervenkranken.

Zum Schlusse seien noch einige allgemeine Vorschriften für den Sport bei Nervenkranken angefügt, obwohl sie sich zum Teil, soweit sie nicht schon erwähnt worden sind, von selbst verstehen.

Daß Alkohol Nervenkranken überhaupt völlig zu verbieten ist, wird ja wohl jetzt von keinem Praktiker mehr bezweifelt. Für sporttreibende Nervenleidende verbietet er sich von selbst, da auch Nervengesunde, die ernstlich Sport treiben wollen, dem Alkohol entsagen müssen. In dieser Tatsache liegt eine erwünschte Nebenwirkung der Sportübungen bei Nervenkranken.

Die zum Sport benutzte Örtlichkeit darf für neurasthenische Personen nicht allzu geräuschvoll sein. Für Radfahrer und Wanderer sind nicht belebte Straßen, sondern möglichst ruhiges Gelände zu wählen. Die Sportplätze für Ringkampf und Ballspiele, die Reitbahnen etc. sollten, wenn sie von Nervenkranken benutzt werden sollen, nicht, wie das z. B. in Berlin leider so oft der Fall ist, in der Nähe lärmender Betriebe liegen.

Neurastheniker und auch andere Nervenkranke sollten während der Zeit der Übungen reichliche Ruhepausen machen, die allmählich verkürzt werden können. Eine Massage zur Erfrischung der ermüdeten Körperregionen während der Ruhepausen, wie sie bei den großen Wettrennen und Wettläufen (Marathonläufen), Radrennen etc. von vielen Sportsleuten angewendet wird, ist für therapeutische Übungen in der Regel überflüssig.

Was die Kleidung betrifft, so gilt für Nervenkranke die gleiche Vorschrift wie für Gesunde: so wenig Kleidung wie möglich. Ausnahme machen nur die Fahrsports einschließlich Luftsport und die Jagd, nicht dagegen die Wintersports, für die eine zu reichliche Einhüllung eine Last bedeutet. Hier, wo ja lediglich die besonderen Verhältnisse der Nervenkranken zur Erörterung stehen, können nicht im einzelnen Vorschriften für die Sportausrüstung gegeben werden. Nur soviel sei gesagt, daß alle Sportübungen, die dazu eine Möglichkeit bieten, in erster Reihe die Kampfsports, aber auch manche Turn- und Spielübungen, am besten nackt und in freier Luft ausgeführt werden sollten, wie dies in manchen modernen Luftbädern mit Gelegenheit zu allerhand sportlichen Betätigungen (z. B. Eichkamp bei Berlin) in ausgezeichneter Weise ermöglicht wird. Die günstigen Verdunstungsbedingungen, die Mitbenutzung von Luft und Sonne als Heilfaktoren sind auch für den Nervenkranken erwünschte Hilfen im Kampfe gegen die Krankheit. Bei der Wahl zwischen ähnlichen Sportarten (Rollschuh und Schlittschuh) können diese Momente auch für Nervenleidende ausschlaggebend sein. Selbst bei Zimmerübungen sorge man durch Öffnen der Fenster für Zuführung von Luft und lasse die Übungen nackt ausführen.

---

# II. Teil.   Spezielle Mechanotherapie.

## 7. Kapitel.

### Allgemeine Neurosen (Psychoneurosen). Allgemeine Körpermassage und Bewegungstherapie.

Man muß hier die Allgemeinbehandlung und die der einzelnen neurotischen Symptome unterscheiden. Die Allgemeinbehandlung besteht in der allgemeinen Körpermassage und in einer allgemeinen

Bewegungstherapie, welche letzere entweder als allgemeine aktive resp. Widerstandsgymnastik oder als Sport zur Anwendung gelangt.

Die allgemeine Massage wird in der Weise ausgeführt, daß der Reihe nach die vier Extremitäten, der Rücken, die Brust und der Bauch mit Streichungen, Knetungen und Klopfungen bearbeitet werden. Manche fügen auch noch Friktionen und die Halsmassage hinzu. — Was die Technik dieser „schematischen" Massagen der einzelnen Körperabschnitte betrifft, so wird sie von den verschiedenen Massageschulen verschieden angegeben. Ich folge in der Darstellung der von mir selbst seit fast zwanzig Jahren angewandten Methodik, die sich im allgemeinen an die von Mezger, v. Mosengeil und Hoffa gegebenen Vorschriften anschließt, aber doch in manchen Einzelheiten, die sich mir durch Erfahrung als vorteilhafter bewährt haben, davon abweicht.

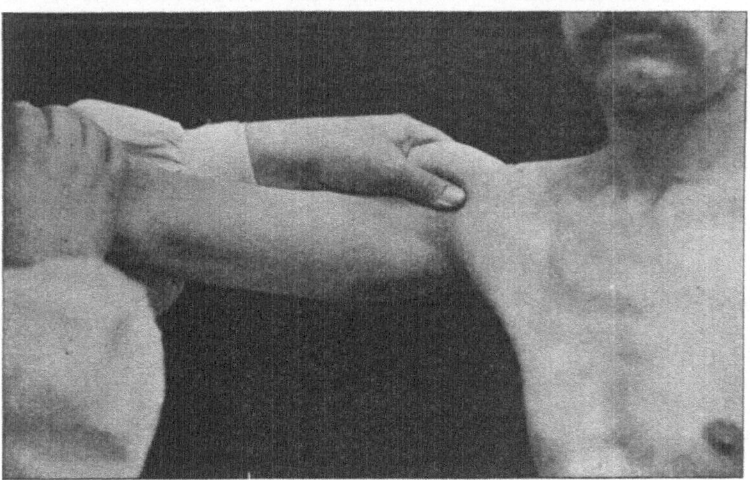

Abb. 23.   Knetung des M. deltoideus.

Die Massage der oberen Extremität berücksichtigt gesondert Hand, Vorderarm und Oberarm, wobei Streichung und Knetung jedes dieser Abschnitte für sich ausgeführt und dann der ganze Arm einschließlich der Hand geklopft wird. Der Masseur sitzt vor dem Patienten oder neben dessen Bett und macht über der Hand des möglichst „entspannten" und vorher leicht eingefetteten Arms zunächst zentripetale Streichungen; er benutzt dazu seine eigene Handfläche und besonders seinen Daumenballen. Zuerst wird in dieser Weise die Vola, dann das Dorsum der Hand effleuriert. Darauf folgt die Knetung, die hier durch die Druckeffleurage (s. o. S. 6) ersetzt werden muß. Die Daumenkuppe des Masseurs dringt in jeden einzelnen Interossealraum vom Dorsum her hinein und streicht ihn unter Druck zentripetal aus; bei jedem Strich folgt, sobald er beendet ist, dem streichenden Daumen rasch die andere Daumenkuppe auf dem gleichen Wege nach. So werden die einzelnen Interossei und in ganz ähnlicher Weise die Muskulatur des Thenar und Hypothenar bearbeitet.

Zur Vorderarmmassage stellt man den Arm in die sog. „Mitella"-Stellung (halbe Beugung im Ellbogengelenk, Adduktion an den Thorax, Drehung des Vorderarms bis zur Mitte zwischen Pronation und Supination). Alsdann wird, während die eine Hand des Masseurs das Handgelenk des zu massierenden Armes unterstützt, mit der anderen eine zentripetale Streichung der Beugeseite ausgeführt, der eine ebensolche Knetung der Beugemuskeln folgt. Darauf wird nach Händewechsel das gleiche an der Streckseite gemacht. Hoffa empfiehlt, statt einer Beuger- und Streckergruppe eine radiale Muskelgruppe und eine ulnare gesondert zu massieren und dabei, während die Daumenkuppe an der Ulna entlangstreicht, die Kuppe der übrigen Finger in der Furche zwischen Beugern und Streckern aufwärtszuführen, oder umgekehrt. Es ist dabei wichtig, daß die Hand des Masseurs dem massierten Teile anliegt, und daß die Endphalangen seiner Finger gestreckt bleiben, um Kneifen und Schmerzen zu vermeiden. In gleicher Stellung werden Knetungen und etwaige Walkungen vorgenommen.

Der Oberarm wird in der Weise massiert, daß zunächst medial über dem Gebiete der Vena basilica und lateral über dem der Vena cephalica zentripetale Striche gemacht und darauf der M. biceps und die übrige Beugemuskulatur in passiver schlaffer Beugehaltung, der M. triceps bei herunterhängendem Arme, also in passiver Streckhaltung gehörig zentripetal geknetet und gewalkt werden (vgl. S. 11, Abb. 7). Endlich wird der M. deltoideus in erschlafftem Zustande effleuriert und pétrissiert, am besten in der Weise (Abb. 23), daß der Patient seine Hand auf die Schulter des Masseurs legt und einen festen Druck dagegen ausübt (ein Handtuch wird wegen der Einfettung der massierten Hand zwischen Hand des Patienten und Schulter des Arztes gelegt). — Zum Schlusse folgt das Tapotement des ganzen Armes: an der Hand mittels der Fingerklopfung (Abb. 3), am Vorderarm und Oberarm mittels der „Klatschhackung" (s. S. 10, Abb. 6a und b).

Die Massage der unteren Extremität geschieht nach dem gleichen Prinzip. Die Streichung beginnt damit, daß die Fußrückengegend mit der einen Hand (am rechten Bein mit der rechten) des Masseurs zentripetalwärts ausgestrichen und der Strich medialwärts, vor dem Malleolus medialis über die Vena saphena magna bis zum Knie fortgesetzt wird. Gleichzeitig streicht die andere Hand (am rechten Bein die linke) über die Planta pedis nach hinten in die Saphena minor und weiter bis zur Kniekehle (Abb. 24a und b). Nach mehrmaliger Wiederholung dieses Striches folgt wieder die Knetung: am Fußrücken die Druckeffleurage über dem M. extensor digitorum brevis, den Interossei und den Sohlenmuskeln (Vorsicht wegen des Kitzelreflexes! man vermeidet ihn am besten durch kräftiges „Wischen"), am Unterschenkel Druckstreichung über dem Verlaufe des M. tibialis anterior und flache Knetung der lateralen Gruppe (Peronaei und Zehenstrecker), alles am leicht gebeugten Knie des in Rückenlage befindlichen Patienten. Der Oberschenkel wird so ausgestrichen, daß der Masseur ihn oberhalb der

Patella mit beiden Händen von lateral und medial her umfaßt, und daß er
nun derart nach oben streicht, daß die Kuppen seiner an der Oberschenkel-

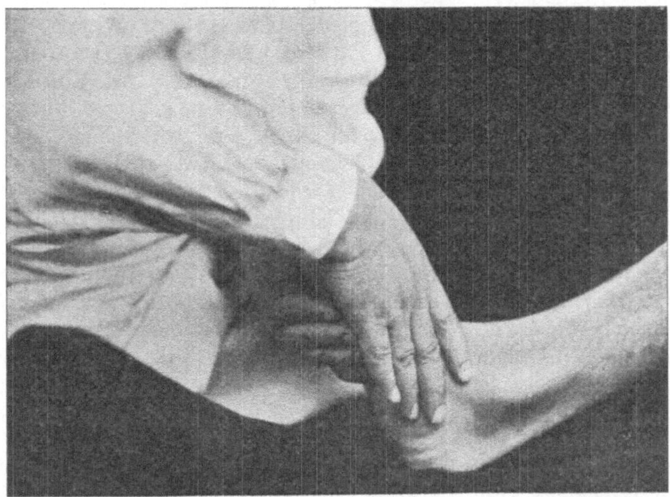

Abb. 24a.  Streichung des Fußes und des Unterschenkels.  Stellung der Hände
am Beginn des Handgriffs.

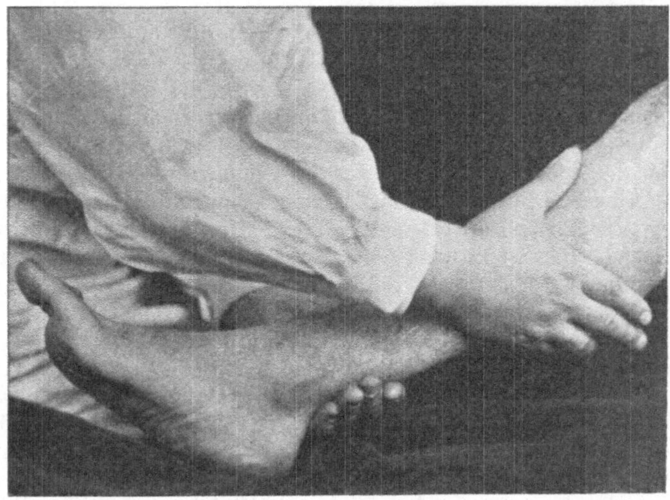

Abb. 24b.  Streichung des Fußes und des Unterschenkels.  Stellung der Hände
am Schlusse des Handgriffs.

vorderseite emporgleitenden Daumen etwa dem Verlaufe des M. sartorius
folgen.  Bei gleicher Handstellung erfolgt jetzt die Knetung und Wal-

kung der Muskeln an der Vorderseite des Femur, wobei die eine Hand
(am rechten Bein die rechte) die Adduktorengruppe, die andere den
Quadriceps bearbeitet. Das Bein liegt dabei schlaff in leichter Hüft-
und Kniebeugung, abduziert und etwas nach außen rotiert. Jetzt erfolgt das Klopfen der massierten Partien, wobei darauf zu achten ist,
daß die freiliegende Tibiafläche geschont wird. Die Klopfung
geschieht am Fuß in Form der Fingerklopfung (s. S. 7), am übrigen Bein
nach Belieben in Form der Klatschhackung (s. S. 9 und 10), der Faust-
schlagung oder der senkrechten Hackung. — Jetzt wird der Patient um-
gedreht, so daß er auf das Gesicht zu liegen kommt, und es folgt nunmehr die Streichung, Knetung und Klopfung der Wade und des Oberschenkels, deren Technik nach dem Gesagten nicht besonders beschrieben
zu werden braucht. Das Gesäß wird in der Weise massiert, daß die
halbgeöffnete Faust des Masseurs in starker Beugung des Handgelenks
aufgesetzt wird und mit der Dorsalseite der Grundphalangen reibende
und bohrende, halbzirkelförmige Bewegungen über allen Teilen der
Glutäalgegend ausgeführt werden. Eine streng zentripetale Massage
ist hier bei dem komplizierten Verlauf, den das Venenblut der Gegend
nimmt, nicht möglich.

Die Rückenmassage wird so ausgeführt, daß der Patient entweder in Bauchlage sich befindet oder, mit dem Rücken zum Masseur
gekehrt, rittlings auf einem Stuhle sitzt, mit den Unterarmen auf dessen
Lehne und mit dem Gesicht gegen die Handrücken gelehnt (Abb. 1, 2, 4
u. 5). Es geschieht dann die Streichung mit beiden übereinandergelegten
Händen (die Vola der einen auf dem Dorsum der anderen, Abb. 1) in der
Weise, daß die Striche von der Taille aus radiär nach der Supraklavi-
kulargegend, nach der Achselgegend und nach der Leistengegend geführt
werden oder „segmentartig" den Thorax und die Weichen im Halb-
kreis umziehen. Wenn man beide Rückenhälften gleichzeitig streichen
will, so werden die beiden Hände nicht übereinandergelegt, sondern
es führen die beiden Volae, jede auf der ihr entsprechenden Körperseite,
symmetrische Striche aus. Die Knetung geschieht am einfachsten mittels der sog. Knöcheleffleurage (vgl. Abb. 2): beide Hände werden
zur Faust geballt; jetzt wird der Daumen der einen zwischen Daumen
und Zeigefinger der anderen geklemmt (Kammgriff), die Grundphalangen der vier letzten Finger beider Hände werden mit ihren Dorsal-
flächen auf die Taillengegend einer Körperhälfte aufgesetzt, wobei die
Handgelenke in starke Flexion kommen, und nun unter Ausübung
eines mittelstarken Druckes beide Hände gleichzeitig im Handgelenke
extendiert und leicht ulnarwärts geneigt. Mit diesem Handgriffe wird
nach den bei der Streichung innegehaltenen, oben genannten Richtungen
radiär oder segmentär eine Druckeffleurage des ganzen Rückens erst an
der einen, dann an der anderen Körperhälfte gemacht. Der Handgriff
bedarf, um elastisch und abgerundet zu wirken, einer gewissen Übung.
Die Muskulatur am Nacken (obere Portion des Trapezius und die benachbarten Muskeln) kann vorsichtig — mit flach aufgelegtem Daumenballen
gegen die übrigen Finger — lateralwärts absteigend geknetet werden;
in ähnlicher Weise, lateralwärts aufsteigend, die Gegend am Ansatze

des Latissimus und der Teretes; auch kann man die Muskulatur über der Fossa supra- und infraspinata mit den flach aufgelegten Daumen (ähnlich wie bei der Massage der Vola manus) unter Druck lateralwärts ausstreichen. — Das Tapotement geschieht entweder in Form der senkrechten Hackung (s. Abb. 5), die von links nach rechts herüber oder umgekehrt fortschreitet und allmählich segmentweise von oben nach unten über den ganzen Rücken — wie die Zeilen eines Buches — sich erstreckt, als Klatschung (Abb. 4) oder als Faustschlagung (s. oben).

Die Brust wird in der Weise massiert, daß man mit flach übereinandergelegten Händen (wie am Rücken) nach oben und lateral zur Achselhöhle streicht und alsdann den M. pectoralis maior jeder Seite von unten nach oben, am freien Rande einsetzend, durchknetet, wobei die weibliche Brustdrüse geschont werden soll. Die Klopfung ist eine vorsichtige Klatschung oder Klatschhackung.

Die Technik der Bauchmassage ist die folgende [1]): Der Patient liegt mit erhöhtem Oberkörper auf der Massagebank, auf einem Diwan oder im Bett; seine Beine sind in Hüfte und Knie leicht gebeugt und abduziert. Der Masseur sitzt oder steht an der linken Seite des Lagers, das Gesicht dem Fußende zugekehrt. Die Handgriffe zerfallen in solche zur Bearbeitung der Bauchdecken, des Dickdarms und des gesamten Bauchinhalts, zum Schlusse folgt generelle Klopfung und Erschütterung. Die Bauchdecken werden am besten in der Weise gestrichen, daß die Hände flach übereinander, die Fingerspitzen abwärts gerichtet, oberhalb der Symphyse aufgesetzt werden — Einfettung ist am Leibe meistens unnötig — und nun mit leichtem Druck nach oben und nach den Seiten gehen, etwa der Faserrichtung der Mm. recti und obliqui externi abdominis entsprechend. Manche bevorzugen kreisförmige Streichungen, die konzentrisch um den Nabel gehen. Nur irren diejenigen, die damit den Dickdarm zu massieren glauben, der wohl in der Regel kaum durch so oberflächliche Streichung überhaupt erreicht wird. Eine Knetung der Bauchdecken wird gewöhnlich nur bei Fettleibigen ausgeführt: die einzelnen Teile der Bauchdecken werden nacheinander zwischen die Finger genommen und dort einer leichten Quetschung unterzogen. Das Verfahren soll zur Zerkleinerung von Fettträubchen dienen, ist aber kaum besonders wirksam (Rosenthal).

Die Dickdarmmassage besteht in Friktionen und Streichungen, die gleichzeitig ausgeführt werden und in ihrer Richtung sich der der Darmperistaltik anschließen. Die Hände werden, wie oben beschrieben,

---

[1]) Nirgends gibt es so viele Mannigfaltigkeiten in der Massagemethodik wie auf dem Gebiete der Bauchmassage. Von den brüsken Methoden der Schweningerschen Schule (eine Art Ritt des Masseurs auf dem Bauche des Patienten gehört zu diesem burlesken Verfahren, das Hermann Cohn schon vor Jahren verspottet hat) und von den ernsthaften Vorschlägen der Rollung des Leibes mittels einer in Flanell gewickelten Kanonenkugel bis zu der gekünstelten und etwas koketten Technik mancher Schweden gibt es zahlreiche Varianten. Ich halte mich auch hier an die früher genannten Vorbilder, folge jedoch zum Teil eigenen physiologischen Erwägungen und praktischen Erfahrungen. Mit den Kugelapparaten (Oetker, Auerbach) habe ich niemals Versuche gemacht.

so aufgesetzt, daß die linke Hand mit der Vola auf das Dorsum der
rechten Hand drückt und die Finger beider Hände sich annähernd decken;

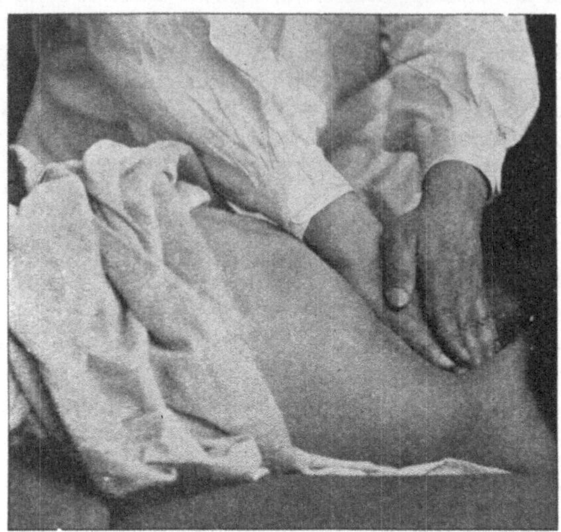

Abb. 25.   Friktionen des Dickdarms.

die rechte Hand liegt flach auf dem Abdomen in der Weise, daß die Spitzen
der Finger über der Blinddarmgegend sitzen.  Jetzt werden mit den Finger-

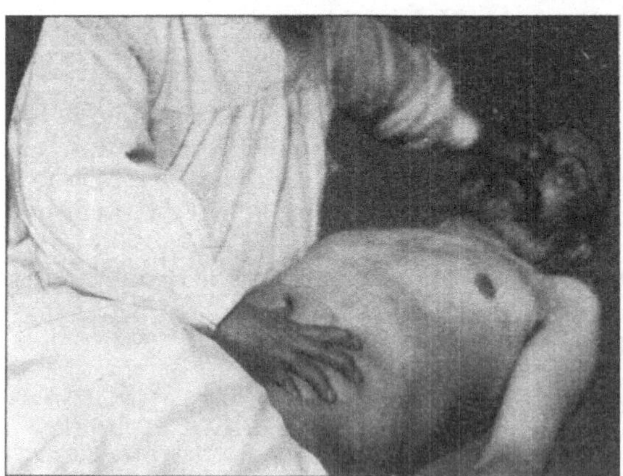

Abb. 26.   Friktionen des Bauches.

spitzen, ohne daß die Handfläche die Bauchoberfläche verläßt, kork-
zieherähnliche Bewegungen ausgeführt, die ein allmähliches Tiefer-

dringen der Fingerspitzen gestatten (Abb. 25). Wenn auf diese Weise
der Dickdarm erreicht ist, wird die kreisförmige Bewegung der Fingerspitzen an der genannten Stelle friktionsartig fortgesetzt und darauf
ein kurzer Strich unter möglichst starkem Druck in der Richtung der
Peristaltik, also an dieser Stelle aufwärts, angeschlossen, der eine mechanische Entleerung des Darminhalts bewirken soll. Etwa zwei Finger-
breiten oberhalb des erst massierten Punktes wird wieder die kork-
zieherähnliche Bewegung in die Tiefe, die Friktion des Dickdarms und
die mechanische Entleerung durch Druckstreichung ausgeführt und
dieser kombinierte Handgriff über den ganzen Verlauf des Dickdarms,
soweit der letztere überhaupt der Palpation zugänglich ist — also mit
Ausnahme der Flexuren — bis zum S Romanum fortgesetzt. Diese
Tour wird mindestens dreimal wiederholt. Bei empfindlichen Patienten
und bei den ersten Massagesitzungen stört grade in dieser Manipulation
die unwillkürliche Anspannung der Bauchdecken. Mit gewalt-
samem Vorgehen ist diese Spannung nicht zu bekämpfen. Die Lagerung
des Patienten hilft in der Regel die Muskelkontraktion überwinden.
Wo das nicht der Fall ist, lasse man den Patienten rasch und flach
bei geöffnetem Munde atmen und benutze die Exspirationen zum Eindringen in die Tiefe. Mitunter empfiehlt es sich auch, statt der oben-
erwähnten Lage den Patienten sich flach ausstrecken zu lassen (Zabludowski); besonders bei Männern ist diese Lagerung mitunter von
Vorteil. Wo die Spannung in der ersten Sitzung nicht zu überwinden
ist, gedulde man sich bis zur zweiten oder dritten. Ein Forcieren führt
zu stundenlang bis tagelang nachdauernder Schmerzhaftigkeit in der
Bauchmuskulatur, die den Patienten ängstlich macht. — Kitzlige Personen massiert man zunächst über dem Hemd. Während der Massage
lenkt man die Aufmerksamkeit des Patienten durch Gespräch ab und
streift dabei unbemerkt einen Zipfel des Hemdes zurück; so gelingt
es in der Regel, ihn über das erste Massieren des unbedeckten Leibes
fortzutäuschen. Wenn man ihn dann auf die Überlistung aufmerksam
macht, ist gewöhnlich die Schwierigkeit ein für allemal beseitigt.

Die summarische oder Gesamtmassage des Bauchinhalts — auch wohl
Dünndarmmassage genannt — zerfällt in Friktionen, Knetungen und
Walkungen. Zu den Friktionen setzt man eine Hand mit gespreizten
Fingern flach unter leichtem Druck auf die Bauchdecken und macht nun
(Abb. 26) mit Hand und Bauchdecken gemeinsam kreisförmige, ziemlich
rasche Bewegungen über dem Bauchinhalt, wobei die Hand ihren Platz über
der Bauchhaut nicht verläßt. Zur Knetung wird die Vola der einen Hand,
z. B. der linken, gegen die rechte Weichengegend gelegt, und während
diese Hand den Bauchinhalt nach der linken Seite herüberzudrängen
versucht, bohren die Grundphalangen der rechten halb geöffneten
Faust elastisch gegen die linke Weichengegend des Patienten, als ob
sie durch den Leib hindurch nach der linken Hand hingelangen wollten
(Abb. 27). Das gleiche wird dann mit gewechselten Händen von rechts
her gemacht. Die Walkung besteht darin, daß man mit den volaren
Handwurzelregionen beider neben- oder übereinandergelegten Hände
von der linken Weichengegend aus den Bauchinhalt nach rechts herüber-

zu drängen sucht (Abb. 28), worauf man mit den Fingerspitzen beider flach aufgelegten Hände ihn wieder gleichsam zurückholt.

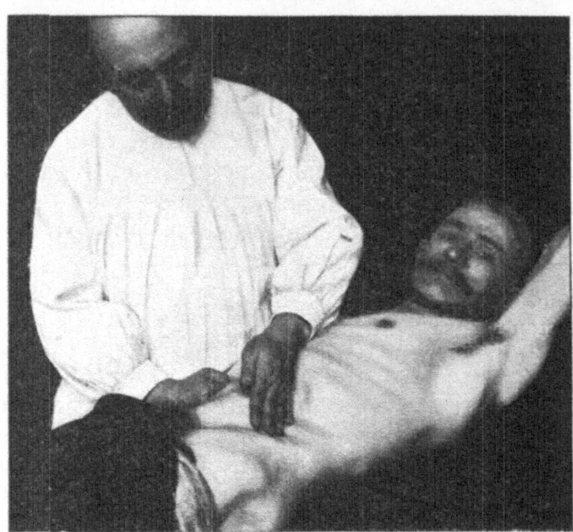

Abb. 27.　Knetung des Bauches.

Danach folgt eine Erschütterung des Leibes, entweder mit dem Vibrationsapparat oder mit den flach aufgelegten Händen (über die Technik

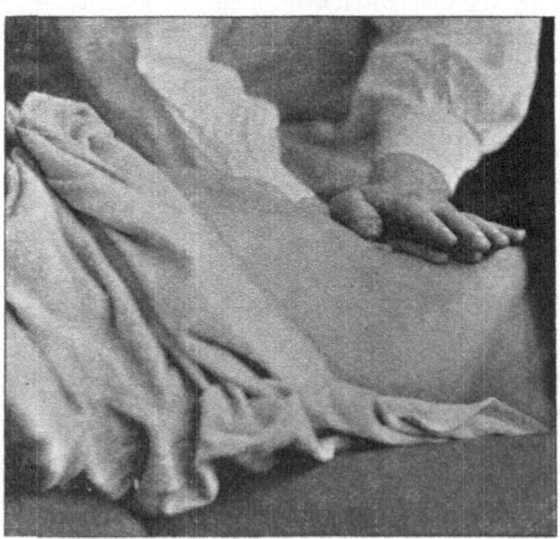

Abb. 28.　Walkung des Bauches.

s. bei „Neuralgie-Behandlung"). Nach manchen Autoren empfiehlt sich, besonders bei Verstopfung, eine Vibration des Plexus coeliacus und hypogastricus; ersteren trifft man etwa in der Mitte zwischen Nabel und Schwertfortsatz des Brustbeins, den letzteren etwa in der Mitte zwischen Nabel und Symphyse. Den Abschluß bildet die Klopfung des Bauches. Dazu streckt sich der Patient aus und spannt aktiv die Bauchdecken. Das Tapotement geschieht mit der flachen Hand.

Die Halsmassage ist kein integrierender Bestandteil der allgemeinen Körpermassage, wird aber von vielen regelmäßig dabei angewendet. Sie besteht ausschließlich in Effleurage. Von den Händen des Masseurs, der vor dem Patienten sitzt, liegt die rechte an der linken, die linke an der rechten Halsseite des Patienten, die Volae sind aufwärts gerichtet, die Kuppen des vierten und fünften Fingers liegen

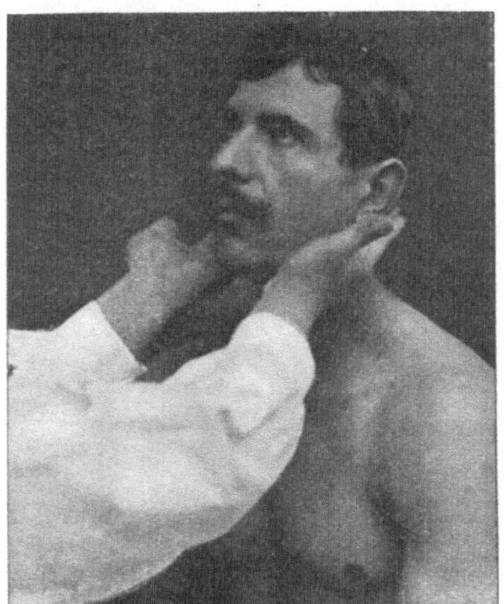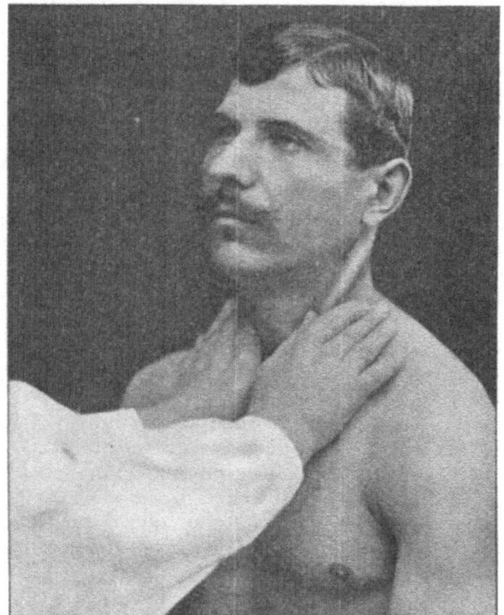

Abb. 29 und 30. Halseffleurage.

etwa am Processus mastoideus, der Kleinfingerballen am Unterkieferrande (Abb. 29). Jetzt streichen die ulnaren Handränder über die Sternocleidomastoidei abwärts, dabei drehen sich die Hände so, daß die Volae sich nach und nach einander zugekehrt medialwärts richten. Sobald bei dieser Drehung die Daumen den Hals berühren, streichen sie unter Druck die Fossa carotica entlang, während die radialen Zeigefingerränder noch einmal über die Sternocleidomastoidei abwärts effleurieren. So gelangen schließlich die Handflächen bis an die Schlüsselbeinregion und sind jetzt völlig abwärts gerichtet (Abb. 30). Dieser Handgriff wird mehrmals, bis etwa drei Minuten lang, wiederholt. Er soll hauptsächlich eine Entleerung der Venenstämme des Halses hervorrufen und dient, wie wir später sehen werden, besonders zur Behandlung des Kopfschmerzes. Nach meiner Erfahrung ist er übrigens, wenn er lange und kräftig ausgeführt wird, bei Leuten, die zu Schwindelanfällen oder arteriosklerotischen Beschwerden neigen, nicht ganz unbedenklich.

Wenn die allgemeine Körpermassage so ausgeführt wird, wie sie oben beschrieben worden ist, braucht sie nicht länger als 15—20 Minuten zu dauern. Die Laienmasseure „arbeiten" gewöhnlich überflüssigerweise eine Stunde und mehr.

*    *    *

Die Technik der allgemeinen Gymnastik bedarf darum keiner eingehenden Schilderung, weil erstens eine überall anerkannte Zusammenstellung von solchen Übungen, die sich speziell zur Behandlung von Neurosen eignen, nicht existiert, und weil zweitens die einzelnen Übungen selbst vom Schulturnen oder Militärturnen her, wo sie als „Freiübungen" oder Stab- und Hantelübungen Anwendung finden, als allgemein bekannt vorauszusetzen sind. Es genügt zu sagen, daß in der Regel die gymnastischen „Rezepte" bei Neurosen so zusammengesetzt werden, daß möglichst alle Teile des Körpers gleichmäßig üben, also Arm-, Bein-, Rumpf- und Kopfbewegungen darin enthalten sind.

Als Beispiel eines solchen Rezeptes diene das folgende, das auf allgemeine Gültigkeit keinen Anspruch macht und natürlich beliebig modifiziert werden kann.

1. Armwechseldrehen
2. Rumpfbeugen und -strecken ⎫
3. Kniebeugen und -strecken ⎬ im Stehen.
4. Kopfseitwärtsdrehen ⎭
5. Armvorwärts- und -rückwärtsstrecken im Stehen.
6. Rumpfkreisen im Sitzen.
7. Gleichzeitiges doppelseitiges sprungweises Beinabduzieren, darnach Adduzieren im Stehen.
8. Kopfvorwärts- und -rückwärtsbeugen ⎫ im Stehen.
9. Armschwingen ⎭
10. Aufrichten aus der Rückenlage bei gestreckten Knien.
11. Ausfallsübungen der Beine ⎫ im Stehen.
12. Kopfseitwärtsneigen ⎭

Im allgemeinen sollen die Übungen frühmorgens oder in unmittelbarem Anschluß an die Massage gemacht werden, jede Übung etwa 5—6 mal; nach je 4 verschiedenen Übungen, also nach etwa 20 Einzelbewegungen, wird eine Pause von ½—1 Minute gemacht.

Statt der einfachen aktiven „Zimmer"-Gymnastik kann auch maschinelle Bewegungstherapie in entsprechender Modifikation angewendet werden (s. S. 37 ff. und die Abb. 15—22).

Über die Anwendung des Sports bei den allgemeinen Neurosen ist im 6. Kapitel (S. 66 ff.) eingehend gesprochen worden.

*    *    *

Eine eigenartige Kombination von Gymnastik, Sportübungen und Hydrotherapie hat vor einigen Jahren der dänische Leutnant J. P. Müller unter dem Namen „Mein System" beschrieben. Es handelt sich um eine Zusammenstellung von Freiübungen mit Übergießungen und nachherigem Frottieren. Das Tempo der Übungen ist nach der Vorschrift des „Erfinders" ein äußerst rasches: in 15 Minuten muß alles erledigt sein. Mit diesem Verfahren soll eine Abhärtung im Kindesalter, aber auch eine erfolgreiche Allgemeinbehandlung bei Schwächezuständen zu erreichen sein. Nach dem Urteil von Zabludowski, G. Müller, Tobias und Kindler u. a., sowie nach meinen eigenen Erfahrungen stellt das noch gegenwärtig vielgeübte „Müllern" eine ganz unzweckmäßige, von vornherein die größten Anforderungen an den Übenden stellende und darum äußerst anstrengende Methode dar, die eine ungewöhnlich kräftige Konstitution voraussetzt und darum in der Art, wie sie der Erfinder ausgeführt wissen will, bei kränklichen Personen durchaus nicht zu empfehlen ist. Das, was aus dem Müllerschen Buche in weite Laienkreise gedrungen ist, ist freilich gar nicht das gesamte kombinierte Verfahren, sondern die ganz allgemeine Tendenz zu gymnastischen Übungen. In dieser Verflachung ist das „Müllern" nichts anderes als die altbekannte und bewährte allgemeine Gymnastik mit einzelnen Massage-Handgriffen; auf den Nutzen dieser längst erprobten Methode zur Abhärtung Gesunder und zur Kräftigung schwächlicher und nervenleidender Personen erneut hingewiesen und Fernstehende darauf aufmerksam gemacht zu haben, kann bei gutem Willen dem Erfinder als ein gewisses Verdienst immerhin zugebilligt werden.

## 8. Kapitel.

# Intestinal-neurotische Symptomenkomplexe.

### Magen-Darmneurosen.

Die mechanische Behandlung der intestinal-neurotischen Beschwerden nimmt einen ziemlich beträchtlichen Raum in der Mechanotherapie der Neurosen überhaupt ein. Von seiten des Magendarmtraktus sind es die Obstipatio nervosa, die Magen- und Darmatonie, der Ructus und Vomitus nervosus, der Gastrospasmus, die Kardialgien und Darmneuralgien, die nervöse Dyspepsie, Anorexie, Bulimie, nervöse Diarrhöe, Enteritis membranacea und Hyperazidität, die vorwiegend zur mechanischen Behandlung Veranlassung geben.

Die Technik ist in allen diesen Fällen annähernd die gleiche und deckt sich mit der oben (S. 77 ff.) beschriebenen Technik der Bauchmassage. Die Magenmassage besteht nur in streichenden Bewegungen und Friktionen (bei allmählich „korkzieherförmig" — s. oben — in die Tiefe geführtem Drucke) über den der Palpation zugänglichen Teilen in der Nähe der großen Kurvatur, sowie in Vibration der gleichen Bezirke. Zabludowski rät, daß man erst den Pylorusteil für sich streichen und reiben und dann die Massage des übrigen Magens nachfolgen lassen solle. Alle Handgriffe folgen der Richtung der Peristaltik. — Es könnte absurd erscheinen, daß man annähernd oder völlig die gleiche Methode der Behandlung bei so verschiedenartigen neurotischen Symptomen anwendet, die z. T., wie z. B. Obstipation und Diarrhöe, einander diametral entgegengesetzt sind. Es

6*

spricht aber in der Tat die allgemeine praktische Erfahrung, auch die des Verfassers, für die nicht oder doch nicht ausschließlich suggestive Wirksamkeit des Verfahrens in diesen Fällen; und man darf wohl annehmen, daß die durch die Mechanotherapie gesetzten Veränderungen nur ganz generelle Wirkungen, Besserungen des Tonus, der Zirkulation und der Sekretion, reflektorische Wirkungen auf die Regulatoren der Peristaltik usw. hervorbringen, von denen aus man eine Beeinflussung selbst entgegengesetzter Symptomgruppen zur Not verstehen könnte.

Überhaupt ist die Wirkung der Massage auf die Organe der Bauchhöhle, besonders auf den Verdauungstrakt, zwar vielfach Gegenstand der Untersuchung gewesen, ohne daß indessen bisher mehr als Vermutungen bezüglich der therapeutischen Wirksamkeit geäußert werden können. Das gilt für die Neurosen dieser Teile ebenso wie für andere Krankheiten. Man erwartet etwa folgende Effekte von der Leibmassage: 1. Direkte Beeinflussung der Haut und der Bauchdecken, bestehend vor allem in einer Kräftigung der bei der Bauchpresse mitwirkenden Muskeln der Bauchdecken, vielleicht auch in einer Verminderung des Fettgehaltes der Bedeckung (?). 2. Anregung des Stoffwechsels im Schleimhautepithel, Beschleunigung der regressiven Metamorphose der Epithelzellen, Abstoßung oberflächlicher Schichten, damit Hebung des Appetits (?) und der Assimilation. 3. Direkte und vor allem indirekte (reflektorische) Anregung der Tätigkeit in den Drüsen der Magen- und Darmschleimhaut, sowie indirekte in den entfernter gelegenen großen drüsigen Organen (Speicheldrüse, Pankreas, Leber). 4. Wirkung auf die glatte Muskulatur, namentlich bestehend in Änderung des Muskeltonus bei atonischen Zuständen, aber auch in momentaner Anregung der Peristaltik, sowie in mechanischer Entleerung (Massage als Abführmittel!). 5. Reflektorische Wirkungen auf den Blutdruck und die Pulsfrequenz (Goltzscher Klopfversuch siehe S. 22, Wirkung auf die Nn. splanchnici). Was von allen diesen Annahmen zutrifft, d. h. nicht im physiologischen Laboratorium, sondern am Krankenbette, ist bei der zweifellosen Mitwirkung psychischer Faktoren in der Behandlung dieser wie aller Neurosen kaum zu entscheiden.

Bei nervöser Dyspepsie wird die Massage der von Burkart angegebenen Schmerzpunkte, namentlich eines Punktes dicht unter dem Nabel, vorgeschlagen (der Druck wird in der Mittellinie nach hinten gegen die unteren Lendenwirbel geführt), ebenso die der Druck- und Schmerzpunkte bei Magen- und Darmneuralgien. A. Richter empfiehlt gegen nervöses Erbrechen interne Massage des Magens mit einem magenschlauchähnlichen Instrument.

Von gymnastischen Übungen empfehle ich bei Magendarmneurosen, in erster Reihe bei nervöser Obstipation und Magenatonie, etwa folgende: 1. Rumpfseitwärtsbeugen im Stehen mit gestützten Hüften; 2. Rumpfdrehen im Stehen mit geschlossenen Füßen; 3. Strampelbewegungen in Rückenlage; 4. Aufrichten aus Rückenlage mit gestreckten Knien ohne Handhilfe; 5. tiefe Kniebeugen im Zehstand; 6. Rumpfkreisen im Sitzen auf dem Fußende eines niedrigen Sofas bei auf den Fußboden gestellten Füßen, entweder aktiv oder gegen Widerstand, dabei Hüften fest! — Über Sport bei diesen Zuständen s. S. 68.


### Herzneurosen.

Nachdem Richter und Froriep die in Skandinavien schon seit Lings Zeiten geübte Mechanotherapie der Herzkrankheiten vorübergehend empfohlen hatten, waren es besonders die Arbeiten von Zander und Oertel, die für Herzmassage und -gymnastik weitere Kreise zu interessieren verstanden. Die Methoden der beiden Forscher gehen in wesentlichen Punkten auseinander, um so mehr, als Oertel neben der Massage und Gymnastik systematische Diät- und Terrainkuren in den Vordergrund seines Verfahrens stellt und die Fettüberlagerung des Herzens ganz besonders berücksichtigt. Im übrigen bezweckt er durch systematische Übung das Herz allmählich zu größeren Leistungen zu erziehen, daneben aber glaubt er das Herz direkt wie einen Skelettmuskel massieren zu können, indem er es in tiefer Exspiration zwischen das hochstehende Zwerchfell und die Thoraxwand preßt. — Zander hält dagegen „für die erste und Hauptaufgabe der mechanischen Behandlung Herzkranker, die Zirkulation in den peripheren Teilen zu befördern, was durch eine Reihe von möglichst schonenden, d. h. in bequemer Ausgangsstellung zu gebenden, anfangs nur passiven, später schwachen aktiven Bewegungen und durch mechanische Einwirkungen geschieht, die die peripheren Gefäße abwechselnd komprimieren und frei lassen oder mittels motorischer Reflexe beeinflussen. Dazu kommt als drittes die Vertiefung der Respiration." Nach Oertel führt systematische Körperbewegung durch vermehrtes Abströmen von Venenblut in das rechte Herz zunächst zu arterieller Blutdrucksteigerung. Damit wird aber nicht nur ein „Ausgleich des arteriellen und venösen Apparates" ermöglicht, sondern es werden auch die Gefäße erweitert, weil der Arterienwandtonus abnimmt und die arterielle Blutmenge steigt, was wiederum eine Kompensation der Blutdrucksteigerung herbeiführt.

Man muß zugeben, daß die Zanderschen Ansichten klarer und weniger phantastisch sind als die Oertels, und die meisten modernen deutschen Mechanotherapeuten neigen wohl auch mehr dazu, die Methode des erstgenannten Forschers zu befolgen. Namentlich wird die Ansicht Oertels über direkte Massierbarkeit des Herzens kaum mehr ernst genommen, wenn auch die Oertelsche „direkte Herzmassage", weil durch sie eine Vertiefung der Atembewegungen zweifellos erfolgt, als Handgriff vielfach Anwendung findet. Vgl. übrigens unter „Physiologie der Gymnastik" die Ansichten Hasebroeks u. a. über die Einwirkung der Gymnastik auf die Blutzirkulation (S. 47).

Da der für die direkte Herzmassage angegebene Handgriff auch gegen nervöse Herzbeschwerden, namentlich Palpitationen und Herzangst, Angina nervosa und neurasthenische Schmerzen in der Herzgegend empfohlen wird, sei er hier zunächst mit Oertels eigenen Worten beschrieben:

„Der Masseur legt beiderseits die Hände (die Fingerspitzen aufwärts gerichtet) an den Thorax des stehenden Kranken in der Axillarlinie, in der Höhe der fünften bis sechsten Rippe. Mit Beginn der Exspiration übt er eine Pressung in der Art aus, daß er die Hände in einer schrägen Linie vom Krümmungsmaximum der fünften oder sechsten Rippe in der Axillarlinie zum vorderen Ende des siebenten und achten Rippenknorpels gegen den Schwertfortsatz des Sternums zu nach abwärts führt (Abb. 31). Bei dieser Bewegung verstärkt er den Druck mehr und mehr, so daß derselbe sein Maximum am Ende der Exspiration und am unteren Rande der siebenten und achten Rippe erreicht. Sobald die Inspiration beginnt, werden die Hände vom Thorax entfernt.“ Besonderen Wert legen sowohl Oertel als Zander auf die „sakkadierte Exspiration“, bei der die ausgeatmete Luftmenge größer wird. Sie wird in der Weise ausgeführt, daß nach gewöhnlicher Ausatmung der Patient aufgefordert wird, noch nicht einzuatmen, sondern vor der Inspiration noch ein zweites Mal mit aller Kraft zu exspirieren. Damit wird ein Teil der „Residualluft“ entfernt und ein besonderer Hochstand des Zwerchfells sowie eine besondere konsekutive Inspirationstiefe erzielt. Diese „sakkadierte Exspiration“ wird von Oertel zur

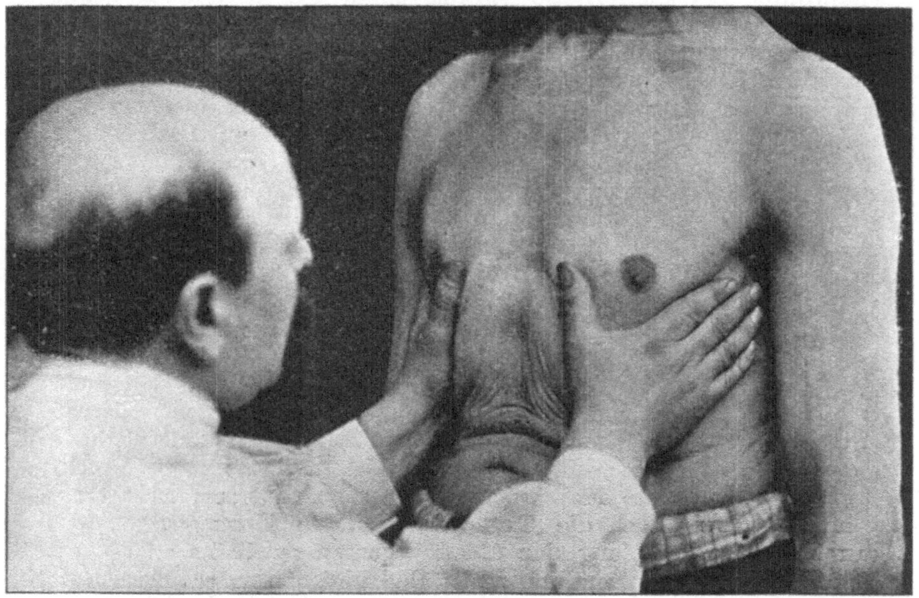

Abb. 31.  Direkte Herzmassage nach Oertel.

Herzmassage in der Weise benutzt, daß der „erste Exspirationsdruck noch einfach vom Kranken ausgeführt und erst der zweite der vollen Wirkung des manuellen Druckes unterstellt wird, oder daß dieser schon am Ende des ersten Exspirationsaktes beginnt und seine Höhe mit dem Ende des zweiten erreicht“.

Eine besondere Wirkung wird auch den Hackungen und Vibrationen des Rückens sowie der Herz- und Leibgegend nachgerühmt. Sie sind mit Vorsicht und nicht zu lange (1—2 Minuten lang) auszuführen. Dieses Verfahren wirkt pulsverlangsamend (Sommerbrodt, Hasebroek, Witthauer u. a.). Man macht es mit einem weichen, ev. kugelförmigen Ansatz des Vibrationsapparates (Witthauer) oder manuell mit den beiden lose aufgesetzten Fäusten. Nach Witthauer sind grade bei diesem Verfahren die Erfolge der Herzneurosenbehandlung sehr gute. Siegfried warnt dagegen eben wegen der pulsverlangsamenden (und blutdrucksteigernden) Wirkung vor Vibrationen bei Arteriosklerose und Aneurysma.

Neben diesen beiden Spezialhandgriffen wird nun von Zander u. a. gegen Herzneurosen eine allgemeine Massage und Gymnastik des ganzen Körpers geübt, die sich in der Technik im allgemeinen an das anschließt, was oben unter „allgemeine Neurosen" geschildert worden ist. Nur sind hier einzelne Besonderheiten zu beachten. Es soll nämlich 1. das Tapotement ganz fortfallen, weil, wie schon ausgeführt, dieser Handgriff unberechenbare Wirkungen auf Blutdruck, Pulsfrequenz und Weite der Blutgefäße ausübt, die bei Herzkranken vermieden werden müssen; 2. soll die Leibmassage mit Vorsicht angewendet werden, zumal wo Ödem (Aszites) besteht, um eine etwa durch Einpressen größerer Flüssigkeitsmengen entstehende Überfüllung des Gefäßsystems und eine damit einhergehende Erschwerung der Herzarbeit zu verhindern; 3. soll die Gymnastik zuerst in passiven Bewegungen bestehen, denen erst nach mehreren Sitzungen aktive und leichte Widerstandsbewegungen folgen; sie soll auch immer an den distalen Gelenken beginnen, anfangs nur kurze Zeit dauern und erst allmählich zu den proximalen Gelenken aufsteigen und zu längerer Dauer anschwellen; sie soll endlich in liegender Ausgangsstellung beginnen, erst im Verlaufe der Kur soll die sitzende, später die stehende Ausgangsstellung an deren Stelle treten; 4. sollen Massage und Gymnastik nicht systematisch von Körperabschnitt zu Körperabschnitt fortschreiten, sondern sprungweise, wie aus den beifolgenden Rezepten ersichtlich ist, bald einen Arm, bald ein Bein in Angriff nehmen, um einseitige Überfüllung des Gefäßsystems zu vermeiden. — Wie schon gesagt, wird allmählich das Übungspensum durch häufigere Wiederholung der gleichen Übung, durch Erhöhung der eingeschalteten Widerstände und durch Einfügung anstrengenderer Übungen verstärkt. — Als Beispiel folge eine Rezeptserie, wie sie Landerer nach Zander anführt. Nach einer Gruppe von etwa drei Übungen wird immer eine Pause von 5 Minuten gemacht, jede Einzelübung dauert 1—2 Minuten. Jedes Rezept wird etwa 10 Tage lang angewendet und dann durch das nächstfolgende ersetzt.

I. Rezept: 1. Sitzend Armwechseldrehen. 2. Sitzend Beindrehen. 3. Handreibung. 4. Armwalkung. 5. Sitzend Fußkreisen. 6. Passive Handbeugung und -streckung oder Handadduktion und -abduktion. 7. Sitzend passiv Rumpfdrehen. 8. Fußerschütterung. 9. Rückenstreichung.

Man sieht, daß immer einzelne Massagehandgriffe zwischen die Übungen eingestreut werden. Am besten ist es, die Massage überhaupt zwischen die Übungen zu verteilen und die Ruhepausen damit auszufüllen.

II. Rezept: Übungen 1—8 wie oben, aber länger und öfter. Nur Beindrehen (2. im obigen Rezept) und Rumpfdrehung (7.) fallen fort, dafür tritt ein: 7. Fußbeugen und -strecken. 8. Beinwalkung. 9. Sitzend Brustweitung. Übung 1, 6 und 7 werden aktiv ausgeführt.

III. Rezept: 1. Sitzend Armdrehen. 2. Fußbeugen und -strecken. 3. Hand- oder Fußreibung. 4. Sitzend Unterarmstrecken. 5. Fußerschütterung. 6. Armwalkung. 7. Sitzend passive Rumpfdrehung. 8. Sitzend Fußkreisen. 9. Rückenstreichung. 10. Passive Handbeugung und -streckung.

11. Beinwalkung. 12. Sitzend Brustweitung. — Nr. 11 wird in stehender, 9 in liegender, alle übrigen in sitzender Ausgangsstellung gemacht. 4 Übungen aktiv.

IV. Rezept: 1. Sitzend Handbeugen und -strecken. 2. Sitzend Kniebeugen. 3. Armwalkung. 4. Sitzend Unterarmbeugen. 5. Hüftkniestrecken. 6. Beinwalkung. 7. Vorwärtssitzend Rumpfbalanzieren. 8. Sitzend Beindrehen. 9. Hand- oder Fußreibung. 10. Sitzend Fußkreisen. 11. Fußerschütterung. 12. Sitzend Brustweitung. — Nr. 5 und 6 in stehender, sonst alle Übungen in sitzender Ausgangsstellung. 6 Übungen aktiv.

Man kann natürlich diese Rezepte beliebig sinngemäß variieren und schreitet auch über das in IV. gegebene Pensum allmählich weiter fort, bis man eine allgemeine Widerstandsgymnastik des ganzen Körpers erreicht hat. — Bei der Neurosenbehandlung, die uns hier einzig interessiert, bedarf es übrigens nicht der großen Vorsicht, die bei organischen Leiden geübt werden muß, und die z. B. Ewer zu dem Rat veranlaßt, bei Herzmassagen immer eine dritte Person anwesend sein zu lassen, damit man im Falle eines plötzlichen, während der Sitzung erfolgenden Exitus vor Beschuldigungen gesichert ist. — Die Kontraindikationen sind schon früher besprochen worden. — Über den Sport bei Herzneurosen siehe S. 68.

### Blasenneurosen.

Gegen die Neurosen der Blase und der Harnwege (Dysurie, Pollakiurie, Polyurie, Inkontinenz, Retentio, Enuresis, Tenesmus, Neuralgien) wird Massage der Blase vom Rektum, bei Frauen auch von der Vagina aus und Erschütterung des Perineums empfohlen (v. Frankl-Hochwart und Zuckerkandl). Indessen ist wohl auch hier die Allgemeinbehandlung das Wichtigere. Thure Brandt empfiehlt ableitende (s. S. 48) Bewegungen und Massage der Arme und Beine gegen nervösen Blasenkrampf, Auerbach eine kombinierte Massage- und Gymnastikkur. Über Sport als Heilfaktor bei diesen Krankheitszuständen ist wenig bekannt.

### Sexualneurosen (nervöse Impotenz, Pollutionen).

Zabludowski hat ein mechanisches Verfahren zur Behandlung der Impotenz empfohlen, das später vielfach mit wechselnden Ergebnissen praktisch nachgeprüft worden ist. Die Technik beschreibt der Erfinder der Methode folgendermaßen: Die Wurzel des Penis samt der Basis des Hodensackes wird mit einem elastischen Gummischlauche von etwa 8 mm Durchmesser und ca. 160 cm Länge mehrmals umschnürt, die Enden des Schlauches vermittels einer Holzklammer befestigt. Nach 15—30 Minuten Anliegens des Schlauches schwellen Testikel, Hodensack und Penis an, die Haut färbt sich durch venöse Stase blau. Wenn der Druck zu stark wird (ziehende Schmerzen, während leichtes „Ziehen" unvermeidlich ist), wird die Klammer gelockert. Darauf folgt eine Wiederholung der Manipulation. Später ersetzte oder ergänzte Zabludowski die Schlauchbehandlung durch einen Saugapparat, ein birnenförmiges auf den Penis aufstülpbares Glas, das durch eine Luftpumpe mit Elektromotorantrieb luftarm (nicht luftleer) gemacht werden kann, und mit dem abwechselnde Saugungen und Pressungen des Penis und auch der

Hoden ausgeführt werden. Wo kein elektrischer Apparat zur Verfügung steht, kann eine Handsaugepumpe angewendet werden. — Nach der Saugung erfolgt die „Melkung" der Samenstränge, die wie beim Melken eines Tiereuters abwechselnd gezogen werden, darauf die „Auswringung": der Hodensack wird an seiner Basis mit der linken Hand gleichsam in einem Ringe gefaßt, der durch den Daumen und den Zeigefinger gebildet wird. Mit der rechten Hand wird eine Umdrehung beider Hoden ausgeführt in 2—3 Halbwendungen nach der einen und bald darauf nach der anderen Seite hin. Beim Beginne jeder Wendung wird der mit der linken Hand gebildete Ring etwas gelockert, beim Schlusse umklammern die den Ring bildenden Finger die umfaßte Partie fest. Es soll dadurch ebenfalls eine Art Pumpbewegung entstehen. Daran schließt sich eine Auswringung je eines Samenstranges für sich. — Der nächste Handgriff wird als „diskontinuierliche Ausdrückung der Hoden" bezeichnet. Auch hier werden erst beide Hoden gemeinsam, später jeder für sich massiert. Während die Finger der linken Hand wieder den Ring bilden, wird der mit der rechten Hand gefaßte Hodensack mit seinem Inhalt zuerst nach oben gedrängt und bald darauf durch 3—4 aufeinander in proximal-distaler Richtung folgende pendelartige Bewegungen der Hand ausgedrückt. — Auf diese Handgriffe folgen Reibungen und Erschütterungen des Dammes und gleichzeitig mit der letzteren Manipulation Knetungen und Erschütterungen der Unterbauchgegend. Knetungen der Adduktorengruppe in der Richtung nach aufwärts, Erschütterungen der Kreuzgegend in Bauchlage und Wiederholungen der Handgriffe in Seitenlage des Patienten schließen die Massagesitzung. Daran reihen sich gymnastische Übungen der Bauch- und Dammmuskeln: aktive Hebung des Beckens mit Widerstand, aktives Einziehen und Vorwölben der Bauchdecken und einzelner Partien derselben im Rhythmus der Atembewegungen, ebenfalls gegen Widerstand, zuletzt Widerstandsabduktionen und -adduktionen der Oberschenkel.

Das Verfahren soll nicht nur gegen Impotenz, sondern auch gegen Hyperästhesien und Parästhesien, sowie gegen Pollutionen Anwendung finden. Nach Determann ist jedoch die Zabludowskische Massage und Gymnastik nicht zu empfehlen, dagegen die oben beschriebene Hyperämisierung durch Abschnüren, wenigstens bei jüngeren Individuen, als aussichtsvoll zu versuchen.

v. Krafft-Ebing u. a. haben den von Gassen konstruierten Apparat „Erector" bei Impotenz empfohlen. Es handelt sich bei diesem Apparat nicht sowohl um ein Mittel zur Besserung der Potenz, als um eine Vorrichtung zur Ermöglichung der Kohabitation trotz mangelnder oder ungenügender Potenz. Er besteht aus einer elastischen schmiegsamen Metallserpentine, die als Leitungsmittel für den ungenügend erigierten Penis dienen soll. Eine auf die Dorsalvene drückende Endkugel soll gleichzeitig die Erektion fördern, eine Wirkung, die von Fürbringer bezweifelt wird. Fürbringer verhält sich übrigens für Notfälle nicht absolut ablehnend gegen den Apparat, während er die übrigen Gassenschen Apparate „Compressor", „Cumulator" (ein Sauginstrument, das. mittels Luftpumpenwirkung Blutzufluß zu den

Schwellkörpern schaffen soll) und „Ultima" (eine Art künstlichen Schwellgewebes) für nutzlos, den „Cumulator" sogar für schädlich hält, weil er, wie auch Hammond bestätigt, Ejakulationen hervorruft. Bei Ejaculatio praecox hält er alle genannten Instrumente für kontraindiziert. Noch schärfer spricht sich Loewenfeld gegen die überdies unverhältnismäßig teuren Gassenschen Apparate aus.

Ich selbst kann mich auf Grund einzelner Versuche diesen Urteilen nur anschließen. Nebenbei möchte ich erwähnen, daß während Anwendung der Zabludowskischen Methode bei einem meiner Patienten Ejakulation erfolgte.

## 9. Kapitel.

# Einzelne neurotische Symptome.

### Schlaflosigkeit.

Gegen Schlaflosigkeit wird vorsichtige allgemeine Körpermassage empfohlen, während Gymnastik nicht regelmäßig günstig wirkt und Sport oft gradezu einen erregenden Einfluß ausübt (vgl. S. 70). Peterson, Gilles de la Tourette und Witthauer haben von ca. 10 Minuten dauernder Anwendung der Vibrationsmassage am Kopfe Heilwirkung gesehen. Die Erschütterung erfolgt entweder durch eine unter ein Luftkissen gelegte Konkussorplatte oder durch den von Gilles de la Tourette angegebenen und in mehreren Varianten fabrizierten „vibrierenden Helm", der nach Angabe des Erfinders jede (!?) nervöse Insomnie in 8—10 Sitzungen heilen soll. Auch Schterschbak fand, wenn auch nicht regelmäßig, Erfolge der Vibration bei Schlaflosigkeit. — Nach Nägeli wirkt der „Kopfstreckgriff" (s. unten) schlafmachend.

### Kopfschmerz.

Die Mechanotherapie des Kopfschmerzes besteht in Halsmassage, Kopf- und Nackenmassage, sowie in gymnastischen Übungen. Die Halsmassage ist oben bei Besprechung der allgemeinen Körpermassage (s. S. 81) beschrieben worden. Die Kopf- und Nackenmassage geschieht in folgender Weise. Der Masseur steht hinter dem Patienten, der bei entblößtem Halse auf einem Stuhl sitzt und seinen Kopf leicht rückwärts geneigt gegen den Körper des Masseurs lehnt. Jetzt wird — am besten ohne Einfettung — die Gesichtseffleurage mit Druck ausgeführt. Die flach aufgelegten Finger beider Hände werden mit abwärtsgerichteten Fingerspitzen, die rechte Hand an die rechte laterale Stirnpartie des Patienten, die linke Hand an die linke gelegt und streichen gleichzeitig über die Stirn konvergierend abwärts und medialwärts bis zur Nasenwurzel (Abb. 32); dieser Handgriff soll die Entleerung der Venen und Lymphgefäße der Stirn in der Richtung nach der Vena frontalis beschleunigen. Ohne die Haut des Gesichts zu verlassen, werden die Fingerspitzen jetzt um den medialen

Augenwinkel herumgeführt und streichen wiederum gleichzeitig — jede
Hand an der ihr entsprechenden Gesichtshälfte — schräg über die Wange
bis zum Kieferwinkel. Sobald die Fingerspitzen dort angelangt sind,
und während sie noch dort stehen bleiben, streichen die beiden
Daumenballen des Masseurs — jeder an der entsprechenden Seite —
von der Schläfe senkrecht abwärts, dem Unterkieferast folgend,
ebenfalls bis zum Kieferwinkel, wo sich dieser Strich mit dem voran-
gehenden trifft (Abb. 33); vom Kieferwinkel streichen die Daumenballen alsbald weiter abwärts über die Mm. sternocleidomastoidei bis
zum Jugulum. So folgen nach Entleerung der Stirngefäße die Striche
dem Verlaufe der V. facialis anterior, der V. facialis posterior (nebst

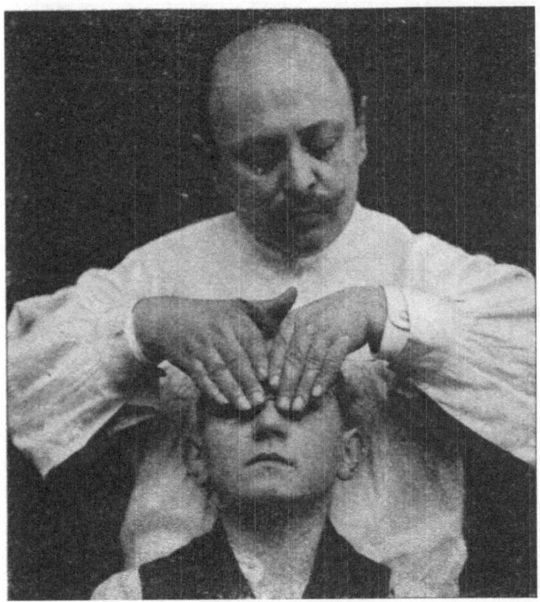

Abb. 32. Gesichtsmassage. Beginn der Streichung.

den Vv. temporales) und der V. facialis communis bis zu den Vv. jugulares.
— Statt der Volarflächen des zweiten bis fünften Fingers kann zur
Ausstreichung der Stirn und der Wange in gleicher Richtung auch die
Volarfläche des Daumens verwendet werden; die Effleurage im Gebiete
der V. facialis posterior und von da abwärts zum Halse fällt aber immer
den Daumenballen zu.

Der Druckeffleurage des Gesichts folgt die Behandlung schmerzhafter Punkte, resp. der Druckpunkte der Trigeminusäste, namentlich des N. supraorbitalis, des N. infraorbitalis und des N. auriculo-
temporalis. Diese Behandlung besteht in Friktionen und Vibrationen
und schließt sich eng an die Massage der Neuralgien (s. auch 10. Kapitel)
an. Der hinter dem Patienten stehende Masseur setzt die Kuppen des

zweiten und dritten Fingers einer Hand auf jeden Schmerz- oder Druckpunkt und macht daselbst vorsichtig (!) reibende und leicht drückende
Bewegungen. So geht es mit der Friktion von Druckpunkt zu Druckpunkt. Zur Vibration wird die Kuppe des Daumens gegen die des
zweiten und dritten Fingers opponiert, diese drei Fingerkuppen werden
gemeinsam auf den Schmerz- oder Druckpunkt aufgesetzt (Abb. 34)
und nun die Bewegung des Vibrationsapparates nachgeahmt, d. h. bei
festsitzenden Fingerkuppen der Vorderarm des Masseurs in eine rasche,
senkrecht auf die Gesichtsgegend des Patienten gerichtete, von allem
Stoßenden möglichst freie Zitterbewegung gesetzt, die vorwiegend durch
die abwechselnde aktive Innervation und Erschlaffung der Ellbogen-

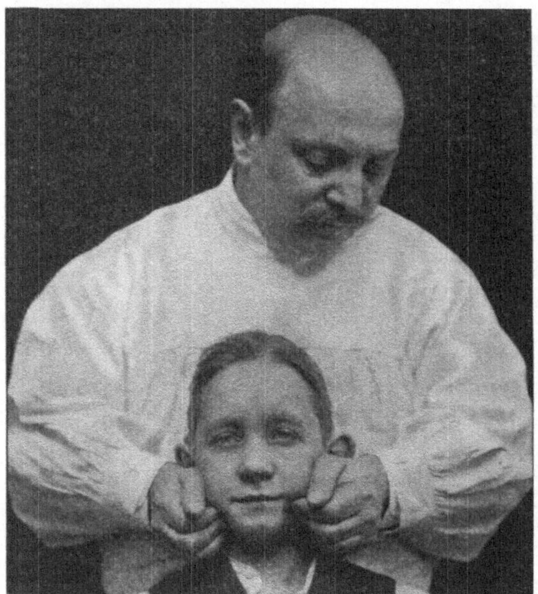

Abb. 33. Gesichtsmassage. Handstellung am Schluss der Streichung.

beugemuskeln (M. biceps usw.) erzeugt wird. Der Handgriff kann
doppelseitig-gleichzeitig ausgeführt werden, ist aber schwierig und
anstrengend. Ein Vibrationsapparat erleichtert ihn nicht nur, sondern
verbessert seine Dosierbarkeit und Ausdauer. Witthauer empfiehlt
auch gegen Kopfschmerzen die gegen Schlaflosigkeit gerühmte Anwendung des „vibrierenden Helms“ (s. S. 90) oder die Applikation
einer weichen Platte, die an den Vibrationsapparat angefügt wird.
    Den Abschluß bildet ein Tapotement des Gesichts, das nicht bimanuell
wie die bisherigen Handgriffe, sondern so ausgeführt wird, daß jede Gesichtshälfte für sich von der entsprechenden Hand des Masseurs geklopft wird. Der Kopf des Patienten wird dazu seitwärts nach der
nichtklopfenden Hand hingeneigt, in deren Vola die betreffende Ge-

sichtshälfte sich einschmiegt. Das Tapotement geschieht in der Form
der Fingerklopfung (Abb. 3) und muß ganz besonders leicht und elastisch (mit „lockerem Handgelenk", S. 10) ausgeführt werden. Eine
gewisse Kraftentfaltung ist darum doch nicht zu scheuen.

Die Nackenmassage besteht in Streichung, Knetung, Friktion,
Vibration und Klopfung. Der Masseur, der während der ganzen
Dauer der Kopfmassage ruhig hinter dem Patienten gestanden
hat, bleibt daselbst stehen, nur wird der Kopf des Patienten jetzt nach
vorn geneigt. — Eine leichte Einfettung ist zulässig, wenn auch unnötig.
Die Streichung geschieht wieder bimanuell-symmetrisch auf beiden
Seiten gleichzeitig, am besten mit den Volarflächen sämtlicher Finger

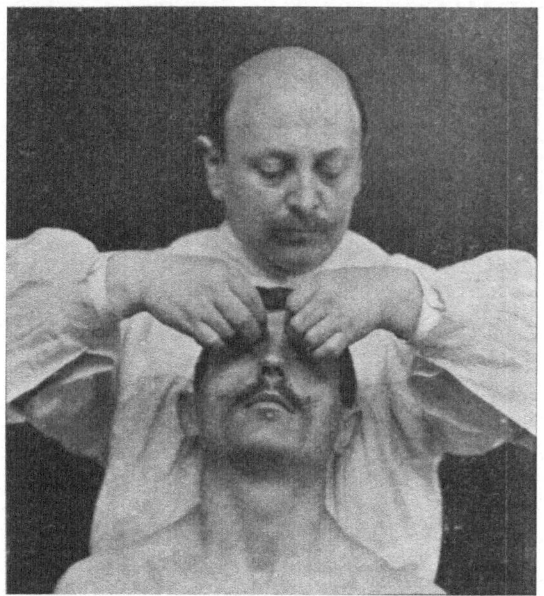

Abb. 34.  Vibration des Supraorbitalpunkts.

oder mit der Vola manus selbst. Sie beginnt am obersten Ende des Nackens,
an der Grenze zum Occiput, und folgt dem lateralen Halskontur bis
zum Akromion. Dieselbe Richtung nimmt die daran sich anschließende,
mit recht flacher Handhaltung (zum Vermeiden kneifender Drückungen)
ausgeführte Knetung der gesamten zugänglichen Nackenmuskulatur. —
Die Friktionen und Vibrationen betreffen die Schmerzpunkte, z. B.
bei Hysterischen die Gegend der Halswirbel-Querfortsätze und die
typischen Druckpunkte, namentlich den des N. occipitalis minor am
hinteren Rande der Basis des Warzenfortsatzes (Abb. 35). Die Technik
dieser beiden Handgriffe ist die beim Gesicht schon beschriebene. — Den
Abschluß bildet ein leichtes Tapotement: entweder die „Klatschhackung"
(s. oben) oder die leichte Faustschlagung. — Auch die behaarte Kopf-

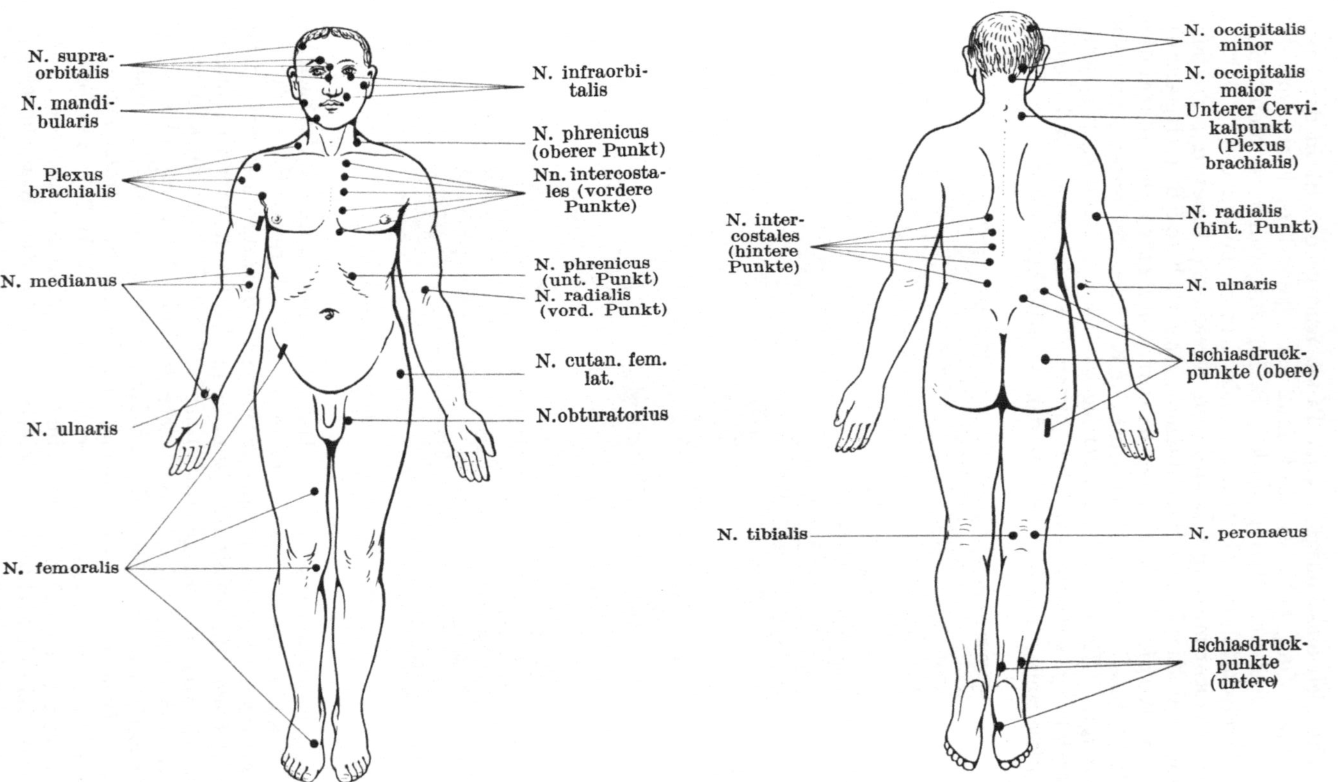


Abb. 35.  Die wichtigsten Druckpunkte bei Neuralgien.
Nach Toby Cohn, Leitfaden der Elektrodiagnostik und Elektrotherapie (4. Auflage).

haut kann tapotiert und vibriert werden. Zur maschinellen Vibration bedient man sich dafür weicher Gummiansätze von Tulpenform (Abb. 12, S. 15, bei C).

Von gymnastischen Bewegungen werden die Nägelischen Handgriffe weiter unten — S. 101 f. — Besprechung finden. Im übrigen ist allgemeine Körpergymnastik oder Rumpf- und Extremitätengymnastik in den meisten Fällen von Kopfschmerz nach meiner Erfahrung wirksamer als die z. B. von Landerer empfohlene Kopf- und Halsgymnastik mit seitlichen Neigungen, Seitwärtsdrehungen und Vor- und Rückwärtsbeugungen des Kopfes. — M. Herz empfiehlt gegen Kopfschmerz und Schwindel außer den geschilderten Verfahren noch eine Kompression des Halses für ½—1 Minute, bis Gesichtsrötung erfolgt. Das Verfahren soll „im Sinne der Bierschen Stauung" wirken.

Die Erfolge hängen natürlich von der Art und der Genese des Kopfschmerzes ab. Nach diesen Momenten hat sich auch die Mechanotherapie im einzelnen zu richten. Die besten Resultate der Massage findet man naturgemäß bei den muskulären Kopfschmerzen, seien es Myositiden, die nach Peritz allerdings das Hauptkontingent zu den neurasthenischen und hemikranischen Kopfschmerzen stellen, oder urische (gichtische) Beschwerden, die sich in den Muskeln des Nackens und der Kopfschwarte lokalisieren. Hier liegt die Schwierigkeit für die Massage mitunter nur darin, daß die erkrankte Muskulatur den tieferen Schichten angehört und darum schwer zugänglich ist. Auch die anämischen, toxischen, reflektorischen, neurasthenischen, hysterischen und vor allem auch die hemikranischen Kopfschmerzen (Laquer) eignen sich zur mechanischen Behandlung; echte Neuralgien hingegen sowie alle durch akute Infektionskrankheiten oder durch organische Stirn- oder Schädelkrankheiten bedingten bieten schlechte Heilaussichten, soweit sie nicht jede Mechanotherapie kontraindizieren.

Kombinationen der Massage mit Elektrizität oder mit Wärmebehandlung (Dampfdusche, Fango- oder Schlammpackungen) werden oft mit gutem Erfolge angewendet. Auch hier hängt alles von der Ätiologie ab.

10. Kapitel.

# Neuralgien. Myalgien.

Von jeher ist das Reiben und Streichen schmerzhafter Stellen, das wohl ursprünglich instinktiv ausgeführt worden ist, eine der Hauptaufgaben der berufsmäßigen Masseure in allen Ländern gewesen. Und bis heute noch macht die Neuralgiebehandlung einen wesentlichen Bestandteil der Mechanotherapie überhaupt, besonders aber der Massage aus.

Als Paradigma für die Technik der allgemein üblichen Neuralgiebehandlung diene die Massage und Gymnastik bei Ischias. Ich beginne in der Regel mit der schematischen Massage des Beines, namentlich der

Rückseite desselben (s. S. 74), einschließlich der Glutäalmassage. Als
dann macht man, namentlich wo der Verdacht einer muskulären Genese der Ischias (Myositis, traumatische Muskelschwielen) vorliegt, eine
kräftige Durchknetung der Gesäß- und Unterschenkelbeugemuskulatur
(Ling), wozu man sich der Knöcheleffleurage (s. S. 7 u. 76, vgl. auch Abb. 2)
bedienen kann. Darauf folgt die eigentliche Massage des Nervenstammes,
dessen Verlauf von der Gesäßregion bis zur Teilungsstelle oberhalb der
Kniekehle man ebenso wie den Verlauf der beiden Äste, N. tibialis und
N. peronaeus, sich vorher bezeichnet. Die Massage besteht 1. in Friktionen, die von der Kniekehle aufwärts nach dem Gesäß zu gehen und
mit ziemlicher Kraft durch die vorher in schlaffe Haltung zu bringende

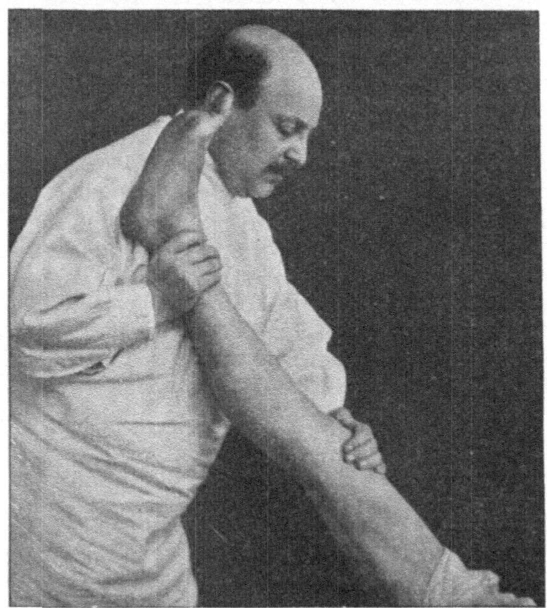

Abb. 36.   Dehnung des N. ischiadicus.

Muskulatur mit den Kuppen beider Daumen ausgeführt werden; 2. in
Vibrationen, die der gleichen Richtung folgen, und die entweder manuell
mit den Fingerspitzen der flach gegeneinandergelegten Volae des Arztes
(Abb. 8) oder mit dem Apparat vorgenommen werden; 3. in besonderen
Friktionen und Klopfungen der Druck- und Schmerzpunkte, die im
ganzen Verlauf des Nerven und in dessen Nachbarschaft sitzen können,
besonders oft aber an den von Valleix angegebenen Stellen: an der
Spina iliaca posterior superior, in der Mitte der Crista iliaca, am oberen
Teile der Incisura ischiadica maior, am Trochanter maior, zwischen ihm
und dem Tuber ischiadicum — dem letzteren näher —, in der Mitte
des Oberschenkels, medial von der Bicepssehne, am Capitulum fibulae,
in der Kniekehle, vorn an der Kniescheibe, an verschiedenen Stellen

der Wade oder längs der Fibula (seltener längs der Tibia), am Malleolus
lateralis (seltener medialis), am lateralen Fußrand und am Fußrücken,
weniger oft an der Sohle. Auch vom Mastdarm und der Scheide aus
kann man Schmerzpunkte treffen. Indessen gibt es Fälle, in denen kein
einziger Schmerzpunkt sich findet (Hasse, zitiert nach Bernhardt).
Die Lage der wichtigsten Schmerzpunkte bei Ischias und anderen Neuralgien illustriert die Abb. 35 (S. 94), die meinem Leitfaden der Elektrotherapie entnommen ist. — Ein Tapotement der ganzen Rückseite der
unteren Extremität schließt die Massage.

Die Gymnastik bei Ischias beginnt mit einer passiven Bewegung,

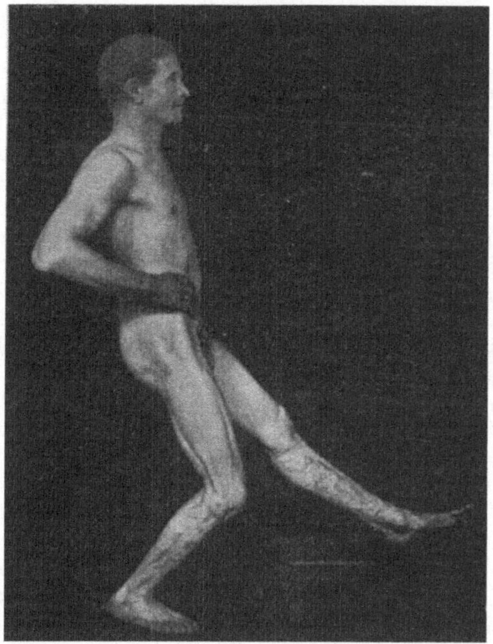

Abb. 37.   Gymnastische Übung bei Ischias.  (Linksfersenstützstehendes Rechts-
Kniebeugen und -strecken).

der sog. unblutigen Dehnung des N. ischiadicus. Lasègue und
de Beurmann haben den Nachweis geführt, daß der N. ischiadicus
gedehnt wird, wenn das im Knie gestreckte Bein in der Hüfte gebeugt
wird. In der Differentialdiagnose der Ischias spielt das „Lasèguesche
Phänomen" eine wichtige Rolle. Therapeutisch wird es so verwendet,
daß das Becken des auf dem Rücken liegenden Patienten, der angehalten
wird, fortwährend rasche und flache Atembewegungen zu machen, fixiert
wird — ev. von einem Gehilfen —, alsdann wird das im Knie gestreckte
Bein langsam von der Unterlage gehoben (Abb. 36), also die Hüfte passiv
gebeugt, bis die Grenze der Schmerzhaftigkeit etwas überschritten ist.

Cohn.   7

Erleichtern kann man die Prozedur dadurch, daß der Arzt den Unter-
schenkel des Patienten auf seine eigene Schulter und seine eigenen
Hände auf den Oberschenkel des Patienten oberhalb des Knies legt.
Kleen, der dieses Verfahren angibt, empfiehlt, wenn die Grenze der
Schmerzerträglichkeit nach Angabe des Patienten erreicht ist, den
Oberschenkel in der dieser Grenze entsprechenden Position eine Zeitlang
zu belassen und dann vor dem Niedersenken rasch noch eine kurze Ver-
mehrung der Hüftbeugung vorzunehmen. Diese Dehnung wird in jeder
Sitzung nur einmal ausgeführt, mindestens muß vor einer etwaigen
Wiederholung eine längere Pause gemacht werden. — Man kann den
Handgriff auch so modifizieren, daß man bei fixiertem Becken erst das
Bein in Hüfte und Knie beugt und alsdann in dieser Haltung vorsichtig
passiv unter den schon oben angegebenen Kautelen das Knie extendiert.
A. Lewandowsky führt die Dehnung am sitzenden Patienten aus.
Einen Apparat für „Dauerdehnung" hat Hülsemann konstruiert.

Weitere gymnastische Übungen, die bei Ischias empfohlen werden,
sind aktive Rumpfbeugeübungen bei Stehen mit nach hinten durch-
gedrückten Knien, Beinschwingen, Steigeübungen (Glutaeus maximus!),
Marschieren, ferner eine Übung, die ich folgendermaßen ausführen lasse
(Abb. 37): das kranke Bein wird, im Knie gestreckt, auf eine Fußbank —
bei fortschreitender Besserung auf einen Stuhl — mit der Ferse aufgestellt
(der Patient muß dabei stehen und die Hände wie beim Kommando
„Hüften fest" am Becken halten); alsdann wird, während das kranke
Bein mit gestrecktem Knie stehen bleibt, mit dem gesunden Kniebeugung
und -streckung ausgeführt. Es ist darauf zu achten, daß die Haltung
des übrigen Körpers während der Übung möglichst aufrecht bleibt.
Wenn das linke Bein das kranke ist, würde nach der Nomenklatur der
schwedischen Gymnasten die Übung als „linksfersenstützstehendes
Rechts-Kniebeugen und -strecken" zu bezeichnen sein. Eine
ähnliche Übung empfiehlt Schreiber.

Es braucht hier nicht gesagt zu werden, daß im akuten Stadium
der Ischias, wie aller Neuralgien, die Gymnastik mit großer Vorsicht
oder gar nicht ausgeführt werden sollte. Eine nicht zu starke und anhaltende Dehnung des N. ischiadicus kann allerdings schon in relativ
frühen Stadien Anwendung finden, die Massage, wenn sie vorsichtig
gemacht wird, selbst bei ganz frischen Fällen.

Es versteht sich von selbst, daß bei Ischias infolge von Becken-
geschwülsten, Varicen, Darmleiden, Wirbelkrankheiten und Rückenmarksleiden eine Massage sinnlos ist, daß sie bei toxischer und infek-
tiöser Genese sowie bei Diabetes und Gicht nur ein unterstützendes
Moment abgibt, und daß sie ihre Hauptwirksamkeit bei der freilich recht
häufigen rheumatischen, insbesondere myogenen, und der traumatischen
Entstehung des Leidens entfaltet. Dabei soll man sich nicht darauf
beschränken, in den Glutäen und den Muskeln an der Oberschenkel-
rückseite nach myositischen Schwellungen und Verhärtungen zu suchen,
sondern soll möglichst den ganzen Oberschenkel inkl. der Leistengegend
danach abtasten, wie u. a. ein Fall von H. Strauß lehrt.

*   *<br>*

Nach dem gleichen Prinzip wie bei der Ischias wird die Massage und Gymnastik der übrigen Neuralgien geübt. Nur müssen die örtlichen und klinischen Verhältnisse in sinngemäßer Weise berücksichtigt werden. Bei der Brachialneuralgie ist vor allem forcierten Massieren überhaupt zu warnen; ebenso wie bei den Trigeminusneuralgien ist hier große Vorsicht am Platze. Die Technik der Massage bei der Brachialneuralgie ist, wenn das Verfahren überhaupt angewendet werden muß, die gleiche wie bei der typischen Armmassage (s. oben), nur daß noch Friktionen und ev., wie bald zu erwähnen sein wird, Vibrationen des Plexus resp. der schmerzhaften Nervenstämme angefügt werden. Die Massage der Trigeminusneuralgie und ebenso die der Okzipitalneuralgie entspricht in der Technik genau dem, was oben über Kopf- und Nackenmassage gesagt worden ist, nur daß sie halbseitig ausgeführt wird. Akute Fälle zu massieren, wird von manchen Autoren empfohlen, von anderen widerraten; meine eigenen Erfahrungen bestätigen die letztere Auffassung. Henschen u. a. haben bei Trigeminusneuralgie oft Verdickungen und Strängchen am Austritt der Trigeminusäste, namentlich am Foramen supraorbitale, gefunden, die als „rheumatisch" angesehen werden, und deren Massage auch in frischen Fällen günstige Erfolge lieferte. Man muß allerdings nach Ansicht dieser Autoren sich nicht allein auf den schmerzhaften Ast beschränken, sondern nach diesen Schmerzpunkten die ganze Nachbarschaft des Nervenpunktes durchsuchen. Besonders oft sollen sich nach Henschen, Rossander, Gille, Kleen u. a. Schmerzpunkte an einem der beiden obersten Sympathikusganglien finden. In allen diesen Fällen soll Streichen, Klopfen und Reiben mit Erfolg angewendet werden. Von anderer Seite (Boudet, Granville u. a.) wird Vibration empfohlen. Witthauer macht die Vibration bei Trigeminusneuralgie mit einer Vollgummikugel resp. einer weichen Platte oder mit den Fingern, die er zwischen eine mit Leder überspannte Kehlkopfpelotte einschiebt (Hänel). Er beginnt am typischen Druckpunkt und führt dann drei bis fünf Minuten bei schneller, zarter Zitterbewegung den Ansatz oder Finger im Verlaufe des erkrankten Nerven weiter, ohne Rücksicht darauf, ob dadurch etwa ein Schmerzanfall ausgelöst wird. Er empfiehlt das Verfahren übrigens auch gegen Okzipital- und Zervikobrachialneuralgie. Auch den Elastoapparat (Abb. 9, S. 13) könnte man in ähnlicher Weise verwenden.

Die Massage bei Interkostalneuralgie besteht in Streichen, Reiben und Klopfen der erkrankten Teile in der Weise, die bei der schematischen Rückenmassage beschrieben worden ist, unter Berücksichtigung der für die Neuralgien oben (bei Ischias) angegebenen Technik. Auch hier sowie bei der Mammaneuralgie, der Neuralgia lumbo-abdominalis und der Coccygodynie wird neben Streichungen und Friktionen die Vibrationsmassage von Witthauer dringend empfohlen. Man kann die örtliche Erschütterung auch manuell vornehmen und verbindet sie dann am besten mit Friktionen, ähnlich wie sie oben bei Ischiasbehandlung beschrieben worden sind. Die Massage bei Meralgia paraesthetica (Neuralgie des N. cutaneus femoris lateralis) wird von manchen Autoren, u. a. von Bernhardt, der das Leiden zuerst beschrieben hat, summarisch als empfehlenswert angegeben. Auch hier kann es sich nur um Streichen, Kneten, Reiben, Klopfen und Vibrieren handeln. Ich habe aber, obwohl ich es oft versucht habe, bei diesen Fällen, die auch sonst therapeutisch schwer beeinflußbar sind, wenn man sie nicht operativ behandeln will, keine nennenswerten Erfolge erzielt.

*   *   *

Von Gymnastik bei der Behandlung von Neuralgien ist bis auf die der Ischias (s. S. 97) wenig Erfolg zu erwarten. Die Notizen darüber

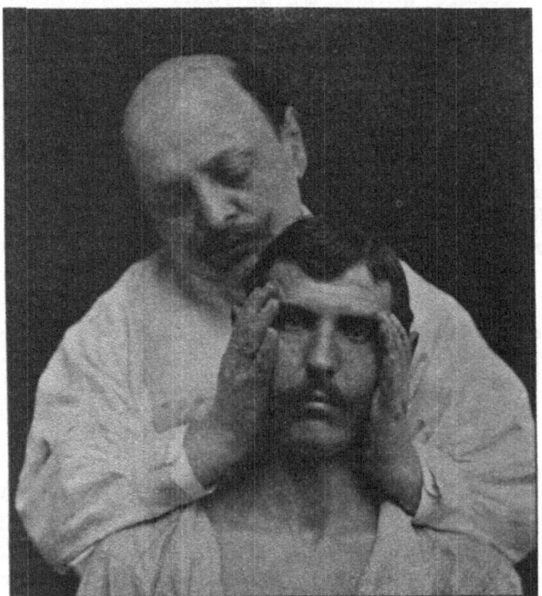

Abb. 38.  Kopfstützgriff nach Naegeli.

in der Literatur sind spärlich. Landerer rät ganz allgemein, solche Übungen anzuwenden, die die „Dehnung und Lockerung der Nerven bezwecken". Ich selbst nehme gewöhnlich von allen gymnastischen Übungen im akuten und subakuten Stadium Abstand, im Stadium der Besserung beginne ich vorsichtig mit Übungen der im Bereich der Neuralgie gelegenen Muskeln im Sinne leichter, allmählich verstärkter aktiver Gymnastik. Im 11. Kapitel unter „Lähmungen, Paresen und Atrophien" ist darüber nachzulesen.

Eine besondere Art passiver Gymnastik der peripherischen Nerven hat Nägeli empfohlen. Es sind das Handgriffe, die eine Dehnung der Nerven und eine Einwirkung auf die Blutzirkulation in den

behandelten Teilen bezwecken und nach dem Erfinder nicht nur bei
Neuralgien, sondern bei einer Reihe recht heterogener Krankheits-
prozesse günstige Erfolge zeitigen sollen, so bei Angina, Keuchhusten,
Magenkatarrh, Ohrgeräuschen, Hirnanämie und -hyperämie, Apoplexien
usw. — Namentlich sind auch die Kopfschmerzen einschließlich der
Migräne Objekt der Behandlung mit den Nägelischen Handgriffen.
Ohne auf eine Würdigung der etwas bedenklichen theoretischen Begründung des Verfahrens hier einzugehen, will ich die Handgriffe, soweit sie die Behandlung von Nervenleiden betreffen, hier in Kürze be-

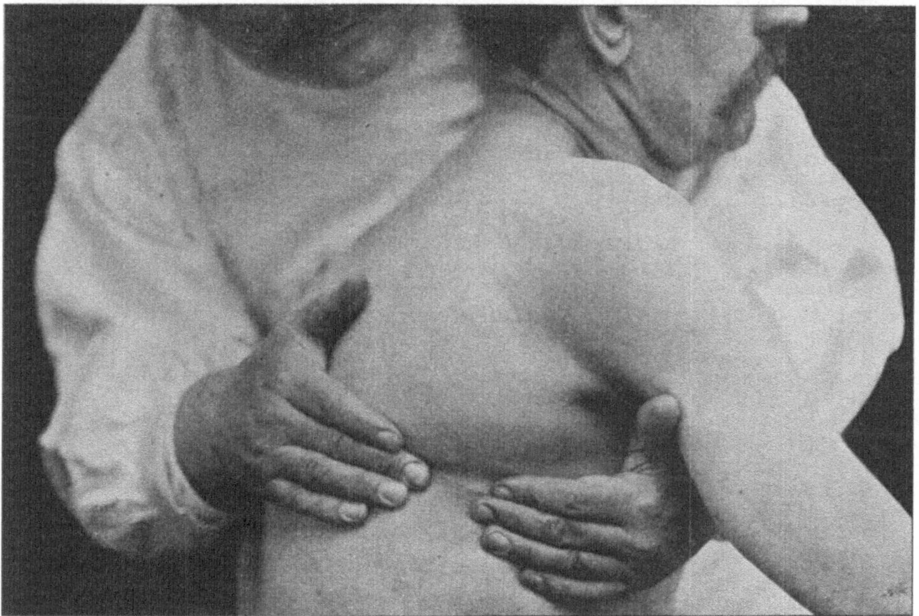

Abb. 39.   Interkostalnerven-Dehnung nach Naegeli.

schreiben, weil ich in geeigneten Fällen nicht selten gute Wirkungen
davon gesehen habe.

1. Bei Kopfschmerz und Trigeminusneuralgie:

a) Der Kopfstützgriff (Abb. 38): Der hinter dem (sitzenden) Patienten
stehende Arzt faßt den Kopf von rückwärts so, daß die Handfläche sich beiderseits der Wange und Schläfe anschmiegt, die Fingerspitzen die Stirn berühren,
der Daumenballen dem Kieferwinkel und der Daumen dem Warzenfortsatz
anliegt. Während jetzt der Arzt die Ellbogen auf die Schulter des Patienten
aufsetzt und damit einen „Gegenzug" ausübt, drängt er — hauptsächlich mit
dem Daumenballen — den Kopf des Kranken vorsichtig, stetig und kräftig in
die Höhe und hält ihn so 1—2 Minuten (nach der Uhr genau zu messen!),
worauf langsam der Kopf niedergelassen wird.

b) Der Kopfstreckgriff oder das Redressement: Von vornher werden
beide Daumen in ganzer Länge an den Kieferrand gelegt, die Hände mit dem
Kleinfingerrand auf der Schulter nächst dem Halse des Patienten aufgesetzt, der

Zeigefinger kommt vor das Ohr zu liegen, die übrigen Finger umspannen den Hals im Genick. So wird der Kopf des Patienten sanft gehoben und nach hinten zurückgelegt. Dauer nicht mehr als 1½ Minuten. Dabei soll Schläfrigkeit eintreten.

c) Der Kopfknickgriff: Anordnung wie bei a; nur wird der Kopf nach vorn geneigt gehalten.

d) Der Kopfdrehgriff: Der Kopf wird wie bei a gehoben und 1 Minute seitwärts gedreht gehalten.

e) Der Zungenbeingriff: Der Arzt hebt von vorn oder hinten her mit beiden Daumen das Zungenbein hoch, ohne einen Druck auf die Wirbelsäule auszuüben; der Zeige- oder Mittelfinger hakt sich dabei in die Ohrmuschel ein, die übrigen Finger kommen an den Unterkieferast oder stützen sich auf die Schläfe des Patienten. Dauer 1—1½ Minuten. Lindert Brechreiz und Übelkeit.

Dazu kommen Dehnungen der Haut, bei der die vier letzten Finger beider Hände einander zugekehrt auf eine Hautpartie gelegt werden, und nun jede Hand nach ihrer Seite hin die Haut wie eine Gummiplatte zu dehnen versucht.

2. Bei den übrigen Neuralgien werden lediglich Dehnungen der Nerven und der Muskeln ausgeführt: die Nervenstämme selbst und jede erkrankte Stelle für sich werden unter Vermeidung von Kneifen und Quetschen in ähnlicher Weise gestreckt und gedehnt, wie man einen Gummischlauch dehnt. Bei Schmerzen im Cervikobrachialgebiete wird der Daumen einer Hand oberhalb des „Achselendes" der Clavikula längs derselben flach hingelegt und mit dem ganzen Finger ein Druck nach hinten und unten ausgeübt, während mit der anderen Hand der Kopf des Patienten kräftig nach der entgegengesetzten Seite gezogen wird. — Bei der Interkostalneuralgie umfaßt man den Thorax von hinten, setzt die Spitzen der Zeige- und Mittelfinger oder beider Daumen auf die schmerzhaften Stellen auf und dehnt die Stelle gleichmäßig 1—1½ Minuten (Abb. 39). — Glänzende Erfolge will Nägeli besonders bei Mastodynie gehabt haben, wobei die Mamma in die vollen Hände gefaßt, nach allen Seiten gedehnt und ca. ½ Minute gestreckt gehalten wird. — Die Dehnung des N. ischiadicus bei der Ischias geschieht nach Analogie der Interkostalnervenbehandlung, während der Patient auf der gesunden Seite liegt. — Bei Coccygodynie wird vom Anus, resp. der Vagina aus das Steißbein gefaßt und nach hinten gestreckt (ca. 1 Minute lang), während die andere Hand den Gegenzug ausübt. — Bei Neuralgien der Blase, des Magens und der Bauchregion werden die schmerzhaften Stellen wie bei der Interkostalneuralgie gedehnt.

*  *  *

In den letzten Jahren wird von A. Cornelius und seinen Schülern gegen eine Reihe nervöser Erkrankungen, unter denen die Neuralgien, Kephalalgien und andere Schmerzen an erster Stelle stehen, die sog. Nervenpunktmassage empfohlen und in großem Umfange ausgeübt. Nach Cornelius hat jede nervöse Beschwerde ihren Sitz an einer ganz bestimmten Stelle, die, wenn sie dem Finger zugänglich ist, auch ohne daß sie zurzeit Erscheinungen darbietet, durch einfachen Druck jedesmal als Ort der Beschwerde nachgewiesen werden kann. Er nennt eine solche Stelle einen Nervenpunkt und bezeichnet damit „eine Stelle im Körper, die auf einen an sich normalen Reiz, z. B. Fingerdruck, mit einer hierzu in keinem Verhältnis stehenden Stärke resp. Schwäche reagiert". Der Schmerz unter dem Druck steigt zuerst an, verschwindet dann ganz, die Stelle wird gefühllos, um nach einiger Zeit wieder zu schmerzen. Gleichzeitig mit dem Schmerzauftreten spürt der tastende Finger eine örtliche, dem Kranken unbekannte Kontraktion an dem betreffenden Punkte, die der Stärke des geäußerten Schmerzes entspricht und mit dem Schmerze verschwindet, also ein „objektives Zeichen für Schmerz". Außer bei Neuralgien und Kopfschmerz findet man nach Cornelius solche Punkte bei Lumbago, lokalen Krampfzuständen, vielen Lähmungen, bei Stottern, Zwangsbewegungen, Chorea und einer Reihe nervöser Beschwerden, wie Magendarmneurosen, Herzklopfen, nervösem Husten, Blasenneurosen, Seh- und Hörbeschwerden, manchen Fällen von Unruhe und Schlaflosigkeit usw., auch wenn nebenher organische Leiden (Krebs, Tuberkulose usw.) bestehen sollten. — Die „Punkte" können an Stellen sitzen, die vom Orte der Krankheitssymptome weit entfernt sind (bei Kopfschmerz am Rumpfe und den Extremitäten u. dgl.), im Laufe der Behandlung treten nach „Beruhigung" der erstbehandelten neue auf, die dann erneute Behandlung verlangen. Die Behandlung besteht in Reibungen, Drückungen, Erschütterungen und Streichungen der schmerzhaften Stellen und wird an jeder Stelle bis zum Verschwinden der fühlbaren Kontraktion und des geäußerten Schmerzes fortgesetzt. — Die Dauer einer Kur beträgt ca. 6—8 Wochen, die einer jeden Sitzung etwa 10—20 Minuten oder länger.

Seine anfänglich — aber doch wohl auch erst sekundär, d. h. nach günstigen therapeutischen Erfahrungen — aufgestellte Hypothese vom Aufbau des Nervensystems aus Knoten etc. hat Cornelius jetzt anscheinend fallen gelassen, selbst das Wort „Nervenpunkt" scheint aus dem Sprachschatz seiner Anhänger langsam zu verschwinden. Überhaupt ist die theoretische Begründung der Nervenpunktmassage so äußerst dürftig, daß fast nichts Greifbares bleibt.

Daß bei vielen mit Schmerzen verbundenen Krankheiten, Neuralgien, Myalgien, Hysterie und vielen anderen Leiden Schmerzpunkte auftreten, ist ja eine längst bekannte Tatsache. Über die Druckpunkte der Hysterischen existiert eine ganze Literatur. Valleix', Henschen's u. a. (S. 96 und 99) Untersuchungen haben speziell bei den Neuralgien eine Fülle solcher Punkte kennen gelehrt, von denen die wichtigsten auf Abb. 35 S. 94 wiedergegeben sind. Eine ganze Reihe von Schmerzpunkten findet sich, wie ich u. a. in meiner „Methodischen Palpation" an vielen Stellen erwähnt habe, auch bei Normalen. Wenn man so stark drückt, wie das die Nervenpunktmasseure tun, so ist es leicht verständlich, daß die Zahl der Schmerzpunkte noch größer wird. Es ist aber im übrigen sehr wohl möglich, ja sogar wahrscheinlich, daß es neben den längst bekannten in der Tat noch eine Reihe weiterer Druckpunkte gibt, sowohl in der Norm als namentlich bei verschiedenen schmerzhaften Krankheiten des Nerven- und Muskelsystems, der Gelenke und der inneren Organe (vgl. bezüglich der letzteren auch die Headschen Sensibilitätszonen). Genaueres über die Gründe der Druckempfindlichkeit bestimmter Körperstellen wissen wir noch nicht. Oft sind es Durchtrittsstellen von Hautnervenstämmchen, subkutan gelegene Teile größerer Nervenstämme, oberflächliche Partien des Periosts etc.

Die Verdickungen, die Cornelius oft an den schmerzhaften Stellen fühlt, und die ihm den Weg zu den „Schmerzpunkten" weisen helfen, sind, soweit ich mich durch Palpation überzeugen konnte, offenbar reflektorische lokale Muskelkontraktionen, kleine, durch den Druck auf empfindliche Stellen ausgelöste idiomuskuläre Wülste. Daß es etwa pathologische Veränderungen wie Transsudations- oder Entzündungsprodukte, Salzablagerungen od. dgl. sein könnten, ist schon darum nicht anzunehmen, weil sie nach einem nur sekundenlangen Reiben verschwinden, an anderen Stellen auftauchen etc. — Diese Stellen aber als Sitz der Krankheit selbst anzusehen, ist genau so falsch, als ob man im Fieber das Wesen der Infektionskrankheiten sehen wollte. Örtliche Schmerzhaftigkeit ist Symptom vieler Krankheiten, und alle Masseure wissen seit undenklichen Zeiten, daß man durch Massage schmerzhafter Stellen oft gute symptomatische Wirkungen erzielt, um so bessere, je sorgfältiger man sie herauspalpiert und je geduldiger man jede einzelne dieser Stellen behandelt. Es mag Cornelius' Verdienst sein, besondere Sorgfalt auf diesen Punkt zu verwenden. Aber das Wesen der Krankheit liegt nicht in den Schmerzpunkten: eine Neurose ist ein zentrales Leiden, nicht die Resultante einer Summe von peripherischen Druckpunkten.

Was schließlich die „Typizität" des Heilverlaufs, der sog. „Reaktionen", des Auftretens von „Punkten" an entfernten Stellen u. dgl. betrifft, so sind sie so außerordentlichen Schwankungen unterworfen, so unzuverlässig, verschwommen und von Gesetzmäßigkeit so weit entfernt, daß sich mit dieser dehnbaren Lehre alles und nichts beweisen läßt. Im übrigen weiß jeder erfahrene Arzt, daß Nervenleidende, Rheumatiker, Gichtische, Anämische etc., wenn sie ihre Schmerzen an einer Körperstelle auch ohne Nervenpunktmassage losgeworden sind, mit großer Regelmäßigkeit über Schmerzen an anderen Körperregionen klagen.

Wenn die Ansicht von Cornelius, daß die „Nervenpunktmassage eine Behandlung ist, mit deren Erfolgen keine andere nur im mindesten konkurrieren kann" (wörtlich!), und die Auffassung seiner Schüler, die wie z. B. Willem Smitt, die „Cellulitiden und Myitiden" als Ursache fast aller peripherischen und funktionellen Nervenleiden ansehen, das Gepräge maßloser Übertreibung an der Stirn tragen, so soll doch keineswegs in Abrede gestellt werden, daß auch bei diesem Verfahren, wie bei vielen anderen gegen Neuralgien, Neurosen und ähnliche Krankheiten im Laufe der Zeit empfohlenen, Besserungen und Heilungen erzielt werden mögen. Die theoretische Begründung weicht jedoch von allem, was wir bisher als wissenschaftliche Begründung neuer Theorien angesehen haben und auch unbedingt weiter ansehen müssen, so erheblich ab und steht zum Teil — wie z. B. in bezug auf die Genese der Neurosen — in so eklatantem Widerspruch zu wohlfundierten Anschauungen, daß man nicht eher dem Verfahren einen Platz unter den anerkannten therapeutischen Methoden einräumen kann, als bis physiologische Grundlagen dafür gefunden und die Heilungsresultate ohne Enthusiasmus und mit der gehörigen Dosis wissenschaftlicher Kritik nachgeprüft worden sind. Grade gegen Schmerzen und nervöse Allgemeinsymptome sind schon Dutzende von Allheilmitteln im Laufe der Jahrhunderte angepriesen worden, und jedes einzelne hatte Heilungsstatistiken aufzuweisen, die mindestens so stattlich waren wie die der „Nervenpunkt-massage". Ein Teil von ihnen ist verschollen, ein anderer fällt allmäh-lich der wohlverdienten Vergessenheit anheim. Deshalb ist grade bei Methoden, die sich gegen die genannten Krankheits- und Symptom-gruppen richten, doppelte Vorsicht angebracht.

*  *  *

Die Behandlung der Muskelerkrankungen gehört zwar streng genommen nicht in das neurologische, sondern in das chirurgische Ge-biet. Ich möchte indessen hier einige Bemerkungen über die Mechano-therapie der Myalgien und rheumatischen Muskelentzündungen einfügen, weil es sich dabei oft um Grenzfälle handelt. Bei der Be-sprechung der Kopf- und Nackenmassage habe ich (S. 93) diese Frage schon gestreift. Neben der thermischen und elektrischen Behandlung ist die Massage für die genannten Fälle in der Regel unentbehrlich und nach allgemeiner Erfahrung in hohem Grade erfolgreich. Schon im akuten Stadium werden erst leichte, allmählich an Kraft zuneh-mende Streichungen, vorsichtig dosierte Knetungen und ganz besonders Friktionen und Klopfungen angewandt. Bei großer Druckempfind-lichkeit und bei Schwellungen beginnt man mit der Einleitungseffleurage (S. 19) und arbeitet sich von der Peripherie her gegen das Zentrum der Schmerzhaftigkeit durch. So verfährt man nicht nur am Nacken, sondern auch an den anderen von der Myalgie oder der rheumatischen Myositis befallenen Körperbezirken. Bekanntlich sind namentlich die Rücken-muskeln (Lumbago) Prädilektionsstellen. Eine Schwierigkeit erwächst oft aus der Beteiligung tiefgelegener Muskelschichten, die der massierende Finger schwer erreicht. Die Massage muß dann eine „indirekte" sein; d. h. es muß durch starken, während der einzelnen Handgriffe ausgeübten Druck versucht werden, die bedeckenden Schichten gleichsam zu durch-dringen. Niemals aber darf bei alledem der Druck unelastisch werden (S. 51).

Die Gymnastik besteht in passiven, vor allem aber in aktiven und Widerstandsbewegungen, wobei nach Ansicht der meisten Autoren grade diejenigen Übungen bevorzugt werden sollen, die besonders schmerzhaft sind. Ich habe mich oft genug davon überzeugt, daß bei genügender Ausdauer — eine Sitzung soll nach Ewer u. a. mit den Ruhepausen 30—40 Minuten dauern — gute Resultate zu erzielen sind. Aber nicht alle Patienten bringen die dazu gehörige Wider-standskraft und Energie mit, und es ist darum vorzuziehen, bei nicht besonders kräftigen Personen vorsichtiger zu Werke zu gehen und unter Verzicht auf Schnellerfolge von allzu schmerzhaften Übungen abzusehen.

Bei chronischen Myositiden ist dagegen ein kräftiges Vorgehen durch-aus am Platze. Hier handelt es sich oft in erster Linie um Beseitigung fühlbarer Muskelschwielen. Sie erfordern meistens wochen- bis monate-lange Behandlung, besonders Streichungen und Friktionen; oft trotzen sie allen therapeutischen Versuchen. Im übrigen gilt von der Technik das Obengesagte, nur kann die Sitzungsdauer erheblich abgekürzt werden.

Über die Beziehungen der myositischen Prozesse zu den Kephalalgien, den Neuralgien, insbesondere der Ischias, den Beschäftigungsneurosen etc. ist an den entsprechenden Stellen das Nähere zu finden.

## 11. Kapitel.

# Lähmungen, Paresen und Atrophien.

Für die Besprechung der Massage und Gymnastik bei den Schwäche- und Lähmungszuständen des motorischen Apparates empfiehlt sich die Teilung in die drei Gruppen, die man auch klinisch gewöhnlich trennt, nämlich 1. schlaffe Lähmungen, mit der Unterteilung in neurogene (peripherische), schlaffe spinale (sowie bulbäre) und myogene, 2. spastische Lähmungen, mit der Unterteilung in spastische spinale und zerebrale, 3. funktionelle Lähmungen.

Die Massage und Gymnastik der neurogenen oder peripherischen Lähmungen sind nur als Unterstützung der für diese Fälle wie für die Mehrzahl aller Lähmungen in allererster Reihe wirksamen Elektrotherapie anzusehen. Eine besondere Erwähnung nach dieser Richtung hin verdient die Fazialislähmung: auch hier stellt die Elektrotherapie das wesentliche Heilverfahren dar; die Gymnastik fällt zunächst ganz fort, die Massage dient nur zur Unterstützung. Ihre Technik ist dabei die gleiche wie die der Kopfmassage (s. dort), nur sind die Handgriffe halbseitig und kommen die Friktionen und Vibrationen der Trigeminuspunkte in Fortfall; dafür tritt hinzu die bald zu beschreibende Gesichtsknetung und -dehnung. Bei Beginn der aktiven Beweglichkeit setzt die Gymnastik mit mimischen und aktiven Bewegungen ein: Stirn- und Augenbrauenrunzeln, Augenschließen, Naserümpfen, Mundwinkelheben und -senken, Pfeifen, Kinnrunzeln etc. (vgl. oben S. 30). So bleibt der Heilplan, bis Heilung erfolgt ist oder bis etwa eine sekundäre Kontraktur droht. Man erkennt ihr Herannahen an den unwillkürlichen Mitbewegungen, z. B. Stirnrunzeln beim Versuch zum Mundspitzen, Hochziehen des Mundwinkels bei Augenschluß etc. Dann wird die elektrische Behandlung am besten ganz abgebrochen oder doch stark reduziert und variiert, die gymnastische Behandlung wird mit großer Vorsicht im Sinne der Übungstherapie dahin geändert, daß der Versuch zur Trennung der nichtzusammengehörigen Muskelkoordinationen gemacht wird (s. bei „Tic" und „Tabes"), und jetzt tritt die Massage an erste Stelle. Die Hauptsache dabei ist die Streichung (s. bei „Kopfschmerz") und die Knetung und Dehnung des Gesichts. Zum letzteren Zwecke führt der Arzt den Zeigefinger derjenigen Hand, die der gelähmten Gesichtsseite entspricht, in den Mund des Patienten möglichst bis in die Nähe des Kiefergelenkes und nimmt, indem der Daumen der gleichen Hand von außen gegen diesen Zeigefinger drückt, von dem genannten Punkte aus Druckstreichungen und Dehnungen der Gesichtshaut vor; während sich die beiden Finger, der eine im Munde, der andere an der entsprechenden Stelle außerhalb, von Stelle zu Stelle fortbewegen, erfolgt eine Effleurage und passive Dehnung der meisten Gesichtsmuskeln in annähernd radiär zum Mundwinkel hinstrebenden Linien. An Stelle des Zeigefingers kann auch der Daumen in den Mund geführt werden. Die radiären Streichungen werden dann mit den vier letzten Fingern gemacht.

Bei Augenmuskellähmungen wird nach Schmidt-Rimpler und R. Fischer neben Augenmassage auch Gymnastik angewendet. Nach Fischer wird mit der Pinzette die kokainisierte Bindehaut zwischen Hornhaut und Sehne des gelähmten Muskels gefaßt und das Auge mehrmals ausgiebig nach der Zugrichtung dieses Muskels hingerollt. Das Verfahren, das besonders die Kontraktur der Antagonisten verhüten soll, und das bei Beginn der aktiven Beweglichkeit durch aktive Bewegungen unterstützt wird, wird täglich mehrere Minuten lang ausgeführt.

Für die Technik der Massage bei den übrigen peripherischen Lähmungen gelten mutatis mutandis die Vorschriften, die für die „schematischen" Massagen der einzelnen Körperabschnitte oben gegeben worden sind (S. 73 ff.). Es handelt sich um Streichung, Knetung und Klopfung der gelähmten oder atrophischen Partien, ev. ergänzt durch Vibration der Nervenstämme und der gelähmten Muskeln. Für die gymnastische Behandlung peripherischer Lähmungen ist mit der Kenntnis der normalen Funktion der befallenen Muskulatur und der besonderen Übungsregeln für die einzelnen Muskelgebiete (vgl. S. 30 ff.) auch die Therapie ohne weiteres gegeben, wenn man dabei die für jedes „Üben" geltenden Vorschriften berücksichtigt, daß man mit dem Leichten beginnen und zum Schweren aufsteigen, mit kurzen Leistungen anfangen und sie allmählich verlängern und nach dem Grundsatz der Kraftökonomie mit möglichst geringer Anstrengung möglichst große Wirkung zu erzielen suchen muß. Für die Gymnastik der Lähmungen ergibt sich daraus, daß man, wo nicht lokale Schmerzhaftigkeit (z. B. bei akuten Neuritiden) oder Fieber ein mechanisches Eingreifen verbieten, möglichst bald mit täglichen kurzen gymnastischen Sitzungen beginnen muß, und zwar zunächst mit passiven Bewegungen, von denen außer der Verhinderung bzw. Bekämpfung von Kontrakturen auch die dauernde Wachhaltung der betreffenden Bewegungsvorstellungen erhofft werden darf, ein Moment, welches das Verlernen der Funktion (besonders im Kindesalter) erschwert und das Wiedererlernen erleichtert (Ehret, Toby Cohn). Dann folgt, so bald als irgend eine Tendenz zu aktiver Reaktion auf den Willensimpuls sich bemerklich macht, die aktive Gymnastik, erst in kurzen Sitzungen mit längeren Ruhepausen, dann in nach und nach länger werdenden Übungen mit Verkürzung der Intervalle; endlich Übungen gegen abgestufte maschinelle oder vom Gymnasten gegebene manuelle Widerstände.

Sinngemäße Abänderungen des Schemas ergeben sich aus der Berücksichtigung des Versorgungsgebietes des von der Lähmung betroffenen Nerven und der Funktion der gelähmten Muskeln. So muß man bei Radialislähmung die Extensorenseite des Vorderarms streichen, kneten und senkrecht kräftig klopfen, sowie passive Extensionen des Handgelenks und der einzelnen Finger, bei wiederkehrender Beweglichkeit aktive und Widerstandsgymnastik der gleichen Region vornehmen; bei Ulnarislähmung werden die Interossei, der Adductor pollicis und der ulnare Abschnitt der Vorderarmbeugeseite in gleicher Weise massiert und die Gymnastik nach Maßgabe der Muskelfunktion (S. 31) ausgeführt; das gleiche gilt für die Dorsalflexion des Fußes und der Zehen bei der Peronaeuslähmung etc.

Wenn die Lähmung nicht ganze Nervenausbreitungsgebiete, sondern Teile derselben oder Kombinationen von Muskeln betrifft, die verschiedene Nervenversorgung erhalten, so ist die Technik natürlich entsprechend abzuändern. Das trifft nicht nur für viele toxische und infektiöse Neuritiden („Bleilähmung" eines Teils der Vorderarmstrecker, diphtherische Lähmung der meisten Beinmuskeln beider Seiten etc.), sondern auch für die einfachen und sog. myogenen Atrophien sowie für die schlaffen spinalen Lähmungen zu. Bei Gelenkleiden, Frakturen, Luxationen, Kontusionen, sowie bei länger getragenen Verbänden etc. ist die Mechanotherapie zur Verhinderung des Auftretens der sog. reflektorischen (abartikulären, arthrogenen, ischämischen etc.) Atrophien von großer Bedeutung, ebenso neben der elektrischen Behandlung zur Beseitigung einmal eingetretener Atrophien. Sie schließt sich hier unmittelbar an die des kranken Gelenks oder Skelettabschnitts an, gehört also in das Gebiet des Chirurgen und Orthopäden. Bei der progressiven spinalen Muskelatrophie einschließlich der durch Syringomyelie oder luetische Prozesse bedingten, sowie bei der Dystrophia musculorum progressiva habe ich wie andere (Wide, Kleen, Hünerfauth, Ewer u. a.) die Mechanotherapie regelmäßig neben der elektrischen Behandlung angewandt und dabei zwar niemals Stillstand des Leidens, aber fast immer subjektive Besserung gesehen. Eine Veranlassung, das Tapotement zu vermeiden, weil bei den degenerativen Atrophien die mechanische Erregbarkeit erhöht ist, kann ich um so weniger zugeben, als wir ja auch die elektrische Reizung unbekümmert um Erregbarkeitssteigerungen bei den gleichen Leiden anwenden. Immerhin ist Ewer recht zu geben, wenn er rät, bei Lähmungen dieser Art niemals die Übungen zu übertreiben oder es zu Ermüdung kommen zu lassen.

Besonders sorgfältig muß die Mechanotherapie bei den spinalen Kinderlähmungen sein. Sie muß frühzeitig, unmittelbar nach Ablauf des fieberhaften Stadiums, während dessen völlige Ruhigstellung des Körpers (Gipsbett od. dgl.) erforderlich ist, beginnen, zuerst mit Massage aller paretischen oder gelähmten Teile (Streichung, Knetung, Klatschhackung oder senkrechter Hackung), anfangs milde, täglich einmal, daneben passive Bewegungen kurzer Dauer. Alles das geschieht am besten nach einem Bade und nach der elektrischen Behandlung. Später wird allmählich die Sitzung verlängert, die Knetung und Hackung kräftiger, der Bereich der zu behandelnden Muskulatur je nach der Rückbildung und Konzentrierung der Lähmungssymptome nach und nach eingeengt; in Muskeln, die Anzeichen von Beweglichkeit zeigen, erfolgt allmählicher Ersatz der passiven durch aktive und Widerstandsgymnastik. So bleibt der Behandlungsplan, wenn nicht völlige Heilung eintritt, unverändert, bis die elektrische Untersuchung den endgültigen Untergang der oder jener Muskelgruppe oder eines einzelnen Muskels — durch den Nachweis galvanischer Unerregbarkeit — erkennen läßt. Ein solcher Muskel bleibt dann weiterhin unbehandelt. Vorsicht erfordert die Neigung zu Schlottergelenken. Wo sie zu entstehen drohen, müssen passive Bewegungen unterbleiben, dafür versuche man durch Massage des Gelenkes selbst (Streichung, Vibration, Friktion und Klopfung) zu retten, was zu retten ist. Untergegangene Muskeln und Schlottergelenke können natürlich nicht mehr mit Massage und Gymnastik behandelt werden; es sind bleibende Defekte, die nur auf orthopädischem oder chirurgischem Wege beseitigt oder doch verringert bzw. verdeckt werden können. Über Kontrakturen s. weiter unten.

Erwähnung verdienen hier als Mahnungen zur Vorsicht bezw. zur Modifikation der mechanotherapeutischen Technik die sogen. trophischen Störungen, vor allem die „Osteopsatyrosis" (Knochenbrüchigkeit) bei der Syringomyelie, die zu größter Zartheit bei der Behandlung mahnt, die bei derselben Krankheit vorkommende Neigung zu Furunkulose, die eine lokale Kontraindikation gegen jede Massage bildet (s. S. 51), und die Ödeme, die besonders bei Neuritiden vorkommen: sie verlangen eine besondere Massage, nämlich eine am zentralen Ende der Schwellung beginnende und lange genug fortgesetzte Einleitungsmassage mit systematischen Randstreichungen, wie das S. 19 geschildert worden ist.

Hinzufügen möchte ich schließlich noch, daß bei Myasthenia pseudoparalytica Gymnastik aus leicht begreiflichen Gründen in jedem Falle zu unterlassen ist. Leichte Massage (Streichung und Knetung) ist wohl kaum schädlich, bringt aber, wie Murri nachgewiesen hat, keinen Nutzen. Gegen Myatonia congenita empfehlen Cassirer u. a. Massage zur „Verhütung der Kontrakturen" ohne nähere Angaben. Es könnte sich naturgemäß nur um allgemeine Massage und passive Gymnastik nebst Anleitung zu aktiven Bewegungen (in gleichem Sinne wie bei den Lähmungen) handeln.

*　　*　　*

Weniger erfolgreich als bei den schlaffen Lähmungen ist die Mechanotherapie bei den spastischen, insoweit sie spinalen Ursprungs sind.

Hünerfauth hat allerdings auch bei den spastischen Spinallähmungen (Myelitis, Meningitis, multiple Sklerose, amyotrophische Lateralsklerose usw.) Mechanotherapie empfohlen, und zahlreiche Autoren, u. a. auch Faure, Siegfried, Lazarus und Determann, sind ihm darin gefolgt. Mir will indessen scheinen, daß hier leicht mehr geschadet als genützt werden kann. Gegen leichte Streichungen und vorsichtige passive Bewegungen ist gewiß nichts einzuwenden, ja sie verfehlen oft eine wohltätige Wirkung nicht. Knetungen und Klopfungen vermeide ich aber bis auf ganz flache und mit der Dorsalseite der Nagelphalangen ausgeführte „spitze" Klatschungen in diesen Fällen prinzipiell, und aktive oder gar Widerstandsbewegungen widerrate ich namentlich bei multipler Sklerose völlig. Oppenheim empfiehlt, körperliche Anstrengungen bei diesem Leiden zu unterlassen. Ich möchte noch weiter gehen und die größte Ruhe bis zu völliger Bewegungslosigkeit für die multiple Sklerose als wünschenswert bezeichnen. Für gelähmte Personen, die in der Besserung befindlich sind und allmählich wieder an den Gebrauch ihrer unteren Extremitäten gewöhnt werden sollen, sind verschiedene Laufwagen und Laufapparate (Vulpius, Bruns und viele andere) angegeben worden. Siegfried empfiehlt besonders Dreiradgymnastik, Jacob und Lazarus einen fahrradähnlichen stationären Apparat „Cyclostat", Thilo seine „Rollenzugapparate".

*  *  *

Bei Kontrakturbildung im Gefolge spinaler oder peripherischer Lähmungen, seien es nun primäre Kontrakturen (Spasmen) infolge von Seitenstrangerkrankung bei Myelitiden, Meningomyelitis od. dgl., seien es sekundäre infolge degenerativer Atrophie der Antagonisten bei Nervenverletzungen, Poliomyelitis etc., empfehlen sich passive Dehnungen der kontrakturierten Muskelgruppen, entweder maschinelle, bei den letzteren Erkrankungen auch durch fixierende Verbände oder orthopädische Apparate, oder manuelle, die täglich auszuführen, in der Kraft zu dosieren und ärztlich zu überwachen sind: also passive Dorsalflexionen des Fußes bei Wadenkontraktur (Spitzfußstellung) infolge spinaler Kinderlähmung, Hebungen des inneren Fußrandes bei Untergang des Tibialis anterior, Streckung der Fingerphalangen bei Klauenhand etc. Vgl. auch die nächstfolgenden Vorschriften über Behandlnng zerebraler Lähmungen. — Für die Kontrakturen des Fazialisgebietes gelten besondere Vorschriften (s. S. 106).

*  *  *

In bezug auf die mechanische Behandlung zerebraler Lähmungen ist daran zu erinnern, daß der Lähmungstypus sich hier (ähnlich auch bei einem Teil der spastischen Spinallähmungen) durch die eigentümliche Mischung von Parese resp. Lähmung mit Spasmus auszeichnet, und daß oft — man kann ruhig sagen „gewöhnlich" — wenigstens an den Extremitäten, die am meisten paretischen Muskelgruppen die relativ am wenigsten spastischen sind und umgekehrt. Nach Wernicke und Mann ist die Verteilung so, daß am Arm die Streckmuskulatur (Interossei, Extensoren von Hand und Fingern, Triceps, Deltoideus, Schulterheber) und die Supinatoren am meisten gelähmt, die Beuger und Pronatoren am stärksten kontrakturiert sind. Am Bein sind nach diesen Autoren vorwiegend gelähmt: die „Dorsalflexoren" von Fuß und Zehen, die Beuger des Unterschenkels und mitunter der M. glutaeus medius, während Quadriceps und Wadenmuskulatur im Spasmus stehen. Es ist gewiß richtig, daß diese Verteilung sehr häufig ist oder sogar die Regel bildet. Aber — und das ist grade für mechanotherapeutische Zwecke nötig zu wissen — weder sind die Paresen noch sind die Spasmen auf die erwähnten „Prädilektions"-Muskelgruppen beschränkt; die spastischen Muskeln sind vielmehr gewöhnlich auch paretisch und die paretischen auch spastisch. Dazu kommt, daß der Spasmus sehr häufig nicht fixiert ist, sondern wechselt oder gewissermaßen wandert (Spasmus mobilis), so daß mitunter innerhalb weniger Minuten bald der eine, bald der andere Bezirk Sitz der stärksten Kontraktur ist, und daß ferner die sog. posthemiplegischen Bewegungsstörungen — Athetose, Ataxie, Chorea etc. — es zeitweise gänzlich unmöglich machen, eine eigentlich spastische von einer paretischen Muskelgruppe zu trennen. Es spielen hier offenbar sensible Störungen (Lagegefühlsanomalien) eine viel größere Rolle, als man von vornherein zu glauben geneigt ist, und die Kluft zwischen der hemiplegischen „Kontraktur" und der „Ataxie" ist wohl erheblich kleiner, als sie auf den ersten Blick erscheint.

Wenn man das berücksichtigt, so wird man erkennen, daß die Individualisierung bei der Mechanotherapie der zerebralen Hemiplegien, Diplegien und Monoplegien sehr beträchtlich sein muß. Selbst innerhalb der gleichen Sitzung muß oft der Angriffspunkt der Übung gewechselt werden. Man beginnt mit der Behandlung möglichst frühzeitig, d. h. man läßt nicht Wochen ungenützt verstreichen. Es waren schon oben (S. 46) die Munkschen Versuche an Affen angeführt worden, aus denen die günstige Wirkung frühzeitiger passiver Bewegungen im Sinne der Dehnung der zur Kontraktur neigenden Muskeln hervorgeht. Man kann, wenn man mit diesem Verfahren sobald als möglich beginnt — sowie der Patient imstande ist, sich ein wenig zu bewegen und im Bette hochzurichten, also schon etwa vom 8.—14. Krankheitstage ab — mit großer Wahrscheinlichkeit das Auftreten von Kontraktur verhindern (Lorenz, Geigel, Graham, P. Lazarus, Förster u. a.). Die Bewegungen müssen täglich ausgeführt werden. Die Massage besteht darin, daß man die hauptsächlichsten Handgriffe, nämlich Knetung und Klopfung, auf die Antagonisten der kontrakturierten Muskeln beschränkt, während über den übrigen nur leichte Streichungen und Friktionen (ev. auch vorsichtige, schwache Vibrationen) vorgenommen werden. Hoffa empfiehlt zur Bekämpfung der Spasmen in zentral gelähmten Muskeln das Beklopfen der Sehnenenden. Auch Hautklatschungen (S. 23) sind zulässig.

Die Gymnastik verbindet man am besten mit der Elektrotherapie, indem man während der Andauer einer faradischen Kontraktion paretischer Muskeln den Patienten zum aktiven Mitarbeiten resp. aktiven Festhalten der durch den elektrischen Strom erreichten Stellung, später zur Nachahmung derselben anregt. Ferner läßt man außerhalb der elektrischen Sitzungen mehrmals täglich Übungen in der Weise machen, daß die vorwiegend kontrakturierten Muskelgruppen zunächst passiv gedehnt und also gleichzeitig die Bewegung im Sinne der gelähmten „Prädilektions"-Gruppen passiv imitiert wird. Es wird also in der Regel 1. der Oberarm passiv abduziert und rotiert, vorwiegend nach außen, 2. der Ellbogen gestreckt, 3. der Vorderarm proniert, 4. das Handgelenk gestreckt, 5. die Finger (inklusive Daumen) in allen Phalangen gestreckt, 6. der Daumen abduziert und opponiert, 7. das Knie gebeugt, 8. der Fuß und die Zehen dorsalflektiert. Über die Methodik und die besonderen Kunstgriffe für die Finger-Handbewegung vgl. oben S. 34. Die Bewegungen dürfen nicht brüsk geschehen, namentlich nicht schmerzhaft oder mit einer zu großen Anstrengung für den Patienten (Gesichtsrötung! Gefahr neuer Apoplexie!) verbunden sein. Wo Apparate vorhanden sind, kann vielleicht exakter und mit ansteigender Kraftdosierung abgestuft werden, bei einiger Übung und anfänglicher Vorsicht erreicht man aber manuell das gleiche oder vielleicht, weil man die feinsten unwillkürlichen Widerstände von seiten des Kranken fühlt, noch Besseres. Natürlich müssen hinreichend lange Ruhepausen zwischen den einzelnen Tagesübungen gemacht werden. Sowie aktive Beweglichkeit sich zeigt, oder wo sie primär erhalten ist, beginne man sofort mit aktiven Bewegungen im gleichen Sinne, unterlasse aber die Dehnungen der kontrakturierten oder erfahrungsgemäß zu Kontraktur neigenden Muskeln nicht. Wenn die aktive Beweglichkeit besser wird, versucht man Widerstände einzuschalten, die man allmählich steigert. Einmal täglich sollte der Arzt selbst die Übungen machen, wenigstens in den ersten Wochen, später kann ein Heilgehilfe oder eine intelligente Person aus der Umgebung die Arbeit übernehmen, die dann der Arzt nur von Zeit zu Zeit kontrolliert. — Daß schon die passiven Bewegungen zur Wachhaltung oder Wachrufung von aktiven Bewegungsimpulsen beitragen, ist mehr als wahrscheinlich (Wernicke, Goldscheider u. a).

Um den Kranken selbst zur Ausführung der passiven Bewegungen bei Lähmungen, insbesondere den spastischen zerebralen, anzuleiten, und um ihm gleichzeitig die Aufgabe dabei zu erleichtern, hat Goldscheider eine Methode beschrieben, die er „kinetotherapeutische Bäder" nennt. Er benutzt nämlich während der passiven und aktiven Bewegungen den „Auftrieb des Wassers" im Bade, indem er den Kranken durch Gurten oder Tragvorrichtungen — Badeschwebe — entlastet und ihm so die Übungen erleichtert. Unterstützt oder ersetzt wird dieses Verfahren durch die Equilibrierung: „Durch Gegengewichte, die mit Schnüren über Rollen laufend, mit dem gelähmten Bein oder Arm in Verbindung stehen, entlastet man das Gewicht der Glieder teilweise, so daß die Bewegungen erleichtert werden. Der als gesund angenommene Arm hilft bei der Bewegung des Gewichtes mit und dosiert nun die Anstrengung z. B. des gelähmten Beines. Auch durch einfache Gurten oder Gamaschen, die, an den Füßen befestigt, von den Patienten selbst vermittels der gesunden Hände gezogen werden, können einfachere Bewegungen der gelähmten Beine ausgeübt werden. — So sucht man langsam gewissermaßen das Gedächtnis der Bewegungen wieder einzuprägen, man sucht die Bahnen, die lange Zeit nicht mehr betreten waren, wieder durchgängig zu machen. Allmählich kann man dann den Patienten auffordern, in dem warmen Bade oder unter Equilibrierung die passiven Bewegungen durch eigene Willensimpulse zu unterstützen, und so ist zuweilen ein Übergang zu aktiven Bewegungen, soweit es die anatomische Grundlage der Krankheit gestattet, ermöglicht. Irgendwelche stärkere Anstrengungen in Form der Widerstandsgymnastik müssen einstweilen außerhalb des Bades vermieden werden" (Determann über die Goldscheidersche Methode). Ähnliche Prinzipien hat auch v. Bechterew seiner Behandlung der Lähmungen im Bade zugrunde gelegt. Hier macht also der Patient die passiven Bewegungen, die sonst Arzt oder Heilgehilfe ausführt, selbst mit Hilfe von Gurten, Equilibrierungsschweben etc. Dabei wird durch den „Auftrieb" des Wassers ihm die Arbeit zum Teil abgenommen. Wo die Vorrichtungen dazu da sind, sind sie sehr zu empfehlen.

*   *   *

Bei hysterischen Lähmungen ist die Mechanotherapie wie alle übrigen Behandlungsmethoden vorwiegend Suggestionsträgerin. Es wird also dem ärztlichen Takt und der ärztlichen Gewandtheit anheimgegeben werden müssen, das Verfahren im Einzelfalle zu gestalten. Jedenfalls ist dabei die Gymnastik, natürlich zunächst die passive, später die aktive, von größerem Werte als die Massage. Seifert empfiehlt bei hysterischer Aphonie Kehlkopfmassage. Charcot u. a. unterstützten die Wirkung der Gymnastik, sobald aktive Übungen möglich wurden, durch dynamometrische Messungen, die den Patienten ihre Fortschritte ad oculos demonstrieren sollten. Eine besondere Beschreibung der Technik ist nicht erforderlich. Sie lehnt sich am besten an die bei zerebralen Lähmungen, bei Gehstörungen auch an die bei Tabes zu beobachtende Methodik (s. das folgende Kapitel) an.

12. Kapitel.

# Tabes.

Gegenüber der Übungstherapie treten die übrigen mechanischen Behandlungsmethoden der Tabes so sehr in den Hintergrund, daß man sich mit wenigen Worten begnügen kann. Insbesondere wird die Gymnastik einschließlich der Motschutkowskyschen Suspensionsmethode nur noch selten angewandt. Nach Edinger und Erb ist es viel zweckmäßiger, jede Anstrengung des Tabikers zu vermeiden und ihn möglichst viel ruhen zu lassen. Auch Schaffer empfiehlt peinlichste Schonung bei akut einsetzenden Ataxien, warnt aber vor genereller Durchführung absoluter Ruhe wegen der Gefahr der Förderung von Hypotonie und Ataxie.

Die Massage besteht in der „schematischen" Streichung, Knetung und Klopfung (besonders flacher Klatschung) des Rückens und der Beine (bzw. auch der Arme). Über etwaigen Schmerzpunkten sind Friktionen auszuführen.

Bezüglich der Arthropathien und trophischen Störungen vgl. S. 109, über Sport S. 70.

*　　*<br>*

Die Übungstherapie bei der Tabes (über das Prinzip derselben s. oben S. 52) hat die Aufgabe, die durch die Krankheit verloren gegangene Sicherheit wiederzugeben, die Ataxie nach Möglichkeit zu beseitigen. Die Ataxie zeigt sich nach Frenkel in drei Richtungen: 1. im Verlust der Präzision bei einfachen Bewegungen, z. B. in Bettlage oder im Sitzen (Kniehackenversuch etc.), 2. in Schwierigkeit oder Unmöglichkeit zu gehen, 3. in Schwierigkeit oder Unmöglichkeit zu stehen. Damit werden nach ihm vier Stadien der fortschreitenden Ataxie bei Tabes bezeichnet: 1. das der Parakinesie (Verlust der Präzision), 2. das der Dysbasie, 3. das der Abasie mit Dysstasie, 4. das der

Astasie. Durch die Übung soll vor allem das Gehen und Stehen wiedererlernt werden, aber auch die Präzisionsübung ist nicht entbehrlich.

Die wissenschaftliche Fehde zwischen Frenkel und der Leydenschen Schule, bei der es sich um die Berechtigung der Goldscheider-Jacobschen Methode ausgedehnter maschineller Präzisionsübungen handelt, hat meines Erachtens keine prinzipielle Bedeutung: es ist lediglich eine „Qantitäts"-Frage, ob dieser oder jener Apparat nützlich oder entbehrlich ist, und gewiß wird die Mehrzahl der Therapeuten der Auffassung Frenkels zustimmen, daß die Hauptaufgabe nicht darin besteht, daß der Patient mit den Füßen Kegel schieben lernt, sondern darin, daß er gehen und stehen lernt. Immerhin ist die psychische Wirkung des Arbeitens an Apparaten nicht zu unterschätzen, es ist für die Patienten anregend und unterbricht die Eintönigkeit des Verfahrens. Im übrigen kommt ja ohne Apparate auch Frenkel nicht aus.

Wie bei jeder Übung ist der Hauptgrundsatz der, mit der leichtesten, d. h. mit der für das kranke Individuum im gegenwärtigen Stadium leichtesten Aufgabe anzufangen. Für einen abasischen und dysstatischen Tabiker sind Stehübungen relativ leichter als Gehübungen, im dysbasischen Stadium Frenkels Gehbewegungen besser ausführbar als Präzisionsübungen. Man muß also in den schwereren Fällen mit Steh- resp. Gehübungen beginnen, in den leichteren mit Präzisionsaufgaben. Aber es soll nicht pedantisch eine einzelne Übung oder eine Gruppe zusammengehöriger der Reihe nach heruntergeübt werden, bis sie fest sitzen, sondern nach bekannten pädagogisch-psychologischen Grundsätzen für etwas Abwechslung durch Einschalten neuer, interessanter Aufgaben gesorgt werden, immer natürlich entsprechend der im vorliegenden Stadium vorhandenen Bewegungsfähigkeit des Patienten.

Bei allen Übungen ist auf gutes Licht und auf leichte, nicht hinderliche Kleidung zu achten, die Haltung des Patienten muß möglichst frei sein und der normalen nahekommen. Frauen dürfen nicht im Rock, Männer nicht in schlotternden Beinkleidern üben, am besten in Unterhosen; die Schuhe müssen niedrige Absätze haben und fest um das Fußgelenk sitzen (Schnürschuhe). Große Ruhepausen sind nötig, und vor allen Dingen ist jede Übermüdung, die überdies den Tabikern oft nicht zeitig genug zu Bewußtsein kommt (wegen der die Tabes oft begleitenden Herabsetzung des Ermüdungsgefühls), aufs sorgsamste zu vermeiden. Selbst wenn man nicht unbedingter Anhänger von Edingers Aufbrauchstheorie ist, muß man zugeben, daß der Nutzen der Übungstherapie durch Überanstrengung unter Umständen illusorisch gemacht werden kann. Daß blinde Tabiker schlecht oder gar nicht üben können, ist bei der Wichtigkeit der Gesichtskontrolle einleuchtend. Die Komplikation mit Paralyse höheren Grades, mit schweren Herzfehlern (Aorteninsuffizienz), Arthropathien und Beinatrophien muß als Kontraindikation angesehen werden. Schwer Ataktische, Hypotonische etc. müssen beim Üben besonders sorgfältig überwacht und vor Unfällen (Einknicken, Hinstürzen) bewahrt werden. Frenkel bevorzugt gemeinsame Übungen mehrerer (3—6) Personen.

*     *<br>*

Fast jeder, der sich längere Zeit praktisch mit der Übungstherapie
beschäftigt hat, hat es für richtig gehalten, einen oder mehrere eigene

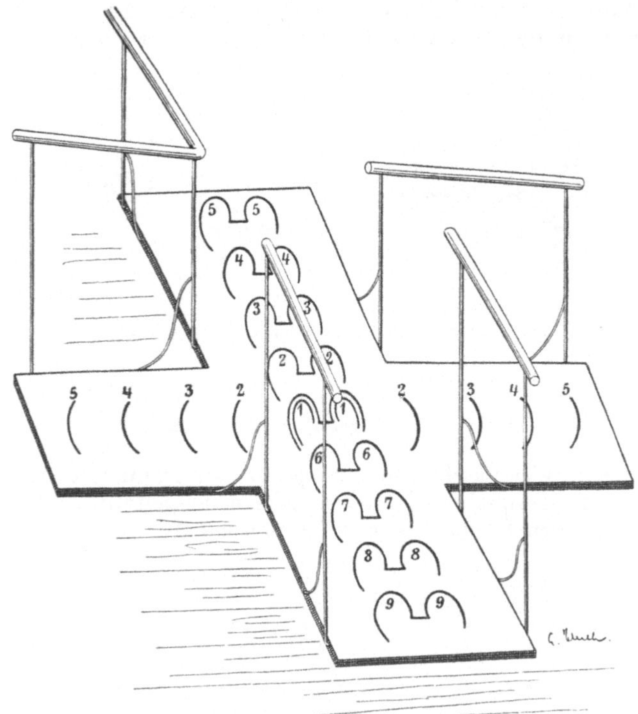

Abb. 40.  Bretterkreuz nach **Frenkel**.

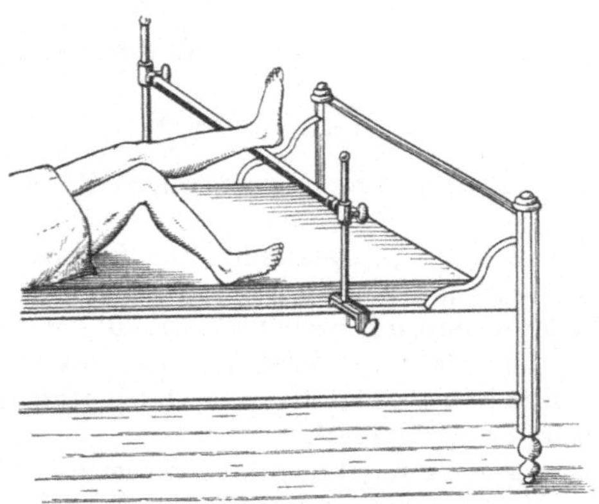

Abb. 41.  Querstange nach **Frenkel**.

Apparate dafür konstruieren zu lassen. Sie aufzuzählen wäre zwecklos
und kaum möglich. Nur die von **Frenkel** selbst benutzten einfachen

Hilfsmittel und einige der **Apparate** von **Goldscheider-Jacob** sollen hier kurz beschrieben werden. Ich möchte dabei bemerken, daß ich schon im Jahre 1899 mit Hilfe der Zeichnungen eines Linoleumteppichs und einer gemusterten Wandtapete, mit Kreidestrichen auf dem Boden,

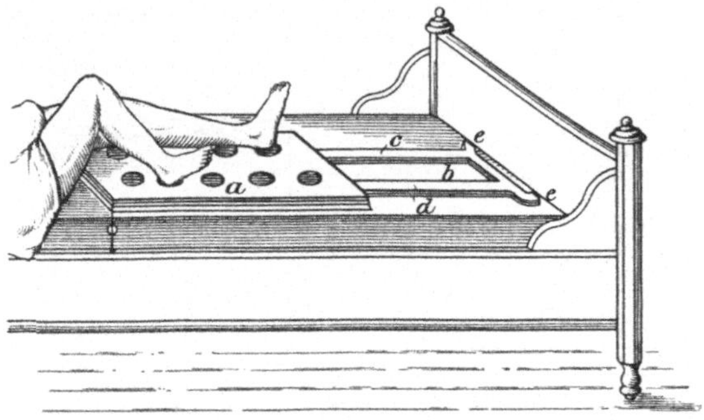

Abb. 42. Lattengestell nach **Frenkel**.

einigen auf leere Weinflaschen lose aufgesetzten Korken und den Lehnen und Sitzen der gewöhnlichen Möbelstücke in ausgedehnter Weise und mit guten Erfolgen Übungstherapie getrieben habe.

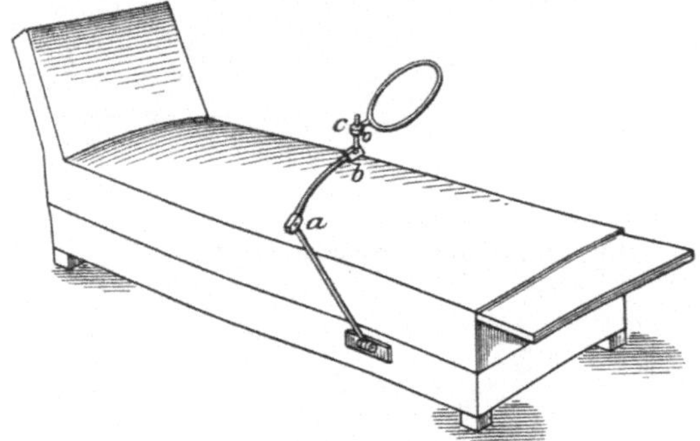

Abb. 43. Holzring am Eisenträger nach **Frenkel**.

**Frenkel** benutzt von „Apparaten“ nur folgende: 1. ein transportables **Bretterkreuz** mit Geländer, auf dessen Boden sich die bald zu erwähnende Bodenzeichnung befindet (Abb. 40); 2. eine in der Nähe des Bettfußrandes quer über das Bett gehende, auf- und abwärts verstellbare **Querstange** (Abb. 41), die auch durch eine mit Einschnitten versehene Holzleiste ersetzt werden kann; 3. ein mit einer kleinen Holzscheibe versehenes **Strumpfband**; 4. ein im Bettfußteile liegendes **Lattengestell** (Abb. 42), auf welchem verschieblich ein mit 10 Vertiefungen versehenes Brett liegt; 5. **Holzringe** verschiedenen Durchmessers, an einem dreigliedrigen verschieblichen Eisenträger (Abb. 43) am Fußende des Bettes angebracht; 6. einen breiten **Gürtel** mit

Holzhandgriffen (für schwer Ataktische); 7. einen Balanzierkorb für den Kopf. Zur Behandlung der oberen Extremitäten dienen ein dreieckiger **Klotz**, Bretter mit Vertiefungen, Zapfen und

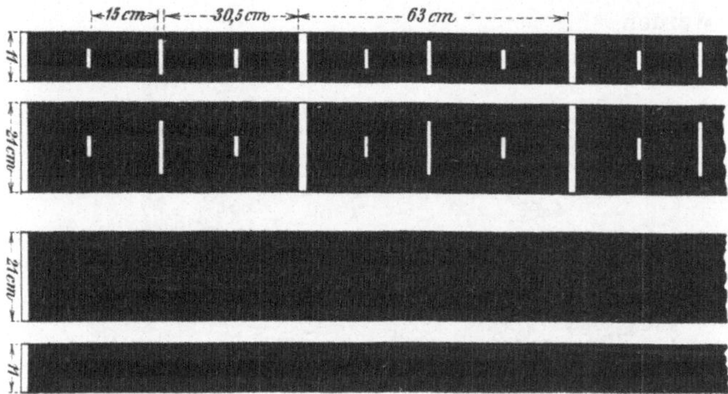

Abb. 44.   Grade Bodenzeichungen nach Frenkel.

**Stöpseln**, kleine **Holzscheibchen** zum Schichten und ein einfacher **Kugelapparat** (ein Gestell, an welchem an Bindfäden verschieden

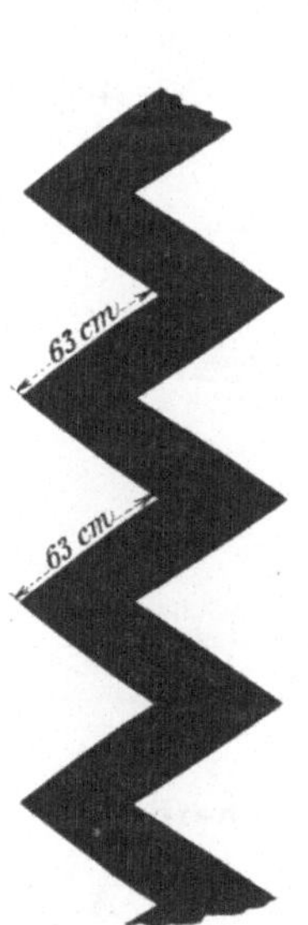

Abb. 45.  Zickzack-Bodenzeichnung nach Frenkel

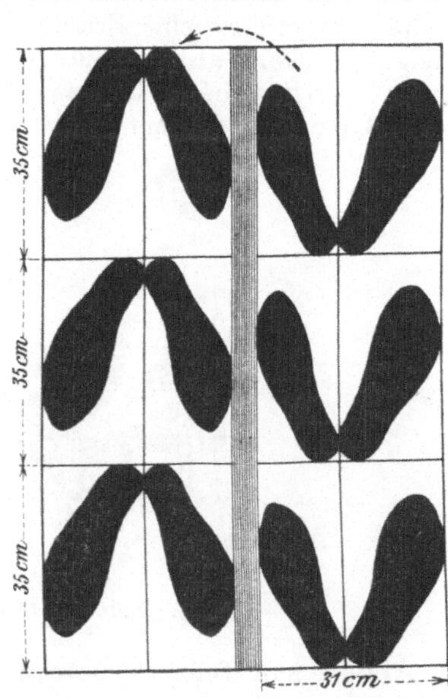

Abb. 46.   Bodenzeichnung mit Fußspuren nach Frenkel.

große und verschieden gefärbte Bleikugeln hängen). Im übrigen geschehen die meisten Übungen an Bodenzeichnungen (Abb. 44—46, Abb. 54), bestehend in langen, teils graden, teils im Zickzack geformten, breiteren und schmäleren schwarzen Streifen, von denen ein Teil homogen, ein anderer durch weiße Querstriche in Abschnitte zerlegt ist, ferner in Fußspuren, die in verschiedener Richtung aufgezeichnet oder in einer eigentümlichen Weise (Abb. 40) schematisch kombiniert verwertet werden.

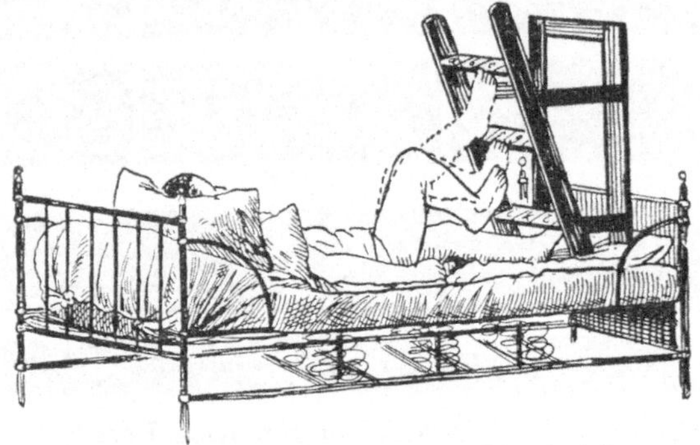

Abb. 47.  Kletterstuhl nach Goldscheider.

Von den Goldscheider-Jacobschen Apparaten seien hier in Abb. 47—53 vorgeführt (eine Erklärung der Figuren ist wohl nicht nötig): 1. der Kletterstuhl, 2. die Sprossenleiter, 3. der Wagebalken, 4. das Schlittchen, 5. das Amphitheater, 6. der Gehstuhl, 7. der Laufbarren (mit einsetzbaren dreieckigen Brettchen).

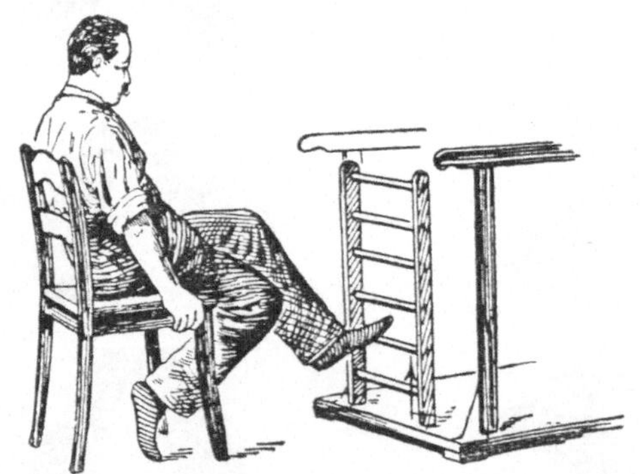

Abb. 48.  Sprossenleiter nach Goldscheider.

Andere zum Teil recht komplizierte Apparate hat u A. Vorstädter angegeben: er benutzt einen besonderen mit Spitze versehenen Schuh, mit dem er den Patienten feinste Präzisionsübungen (Nachzeichnen von Kurven etc.) ausführen läßt.

Gräupner hat versucht, statt des Auges oder neben diesem das Gehör als Kontrollsinn zu den Übungen zu benutzen und erreichte das dadurch, daß er das Muster eines Linoleumteppichs mit Draht nachzog und die Schuhspitze des Patienten mit einem Metallstift versah; durch Berührung des Drahtnetzes mit der Metallspitze wurde der Stromkreis einer zu einem Läutwerk gehenden Batterie geschlossen, und die Glocke ertönte, solange die Spitze auf dem Draht blieb. Verließ sie ataktisch den richtigen Weg, so war der Strom unterbrochen,

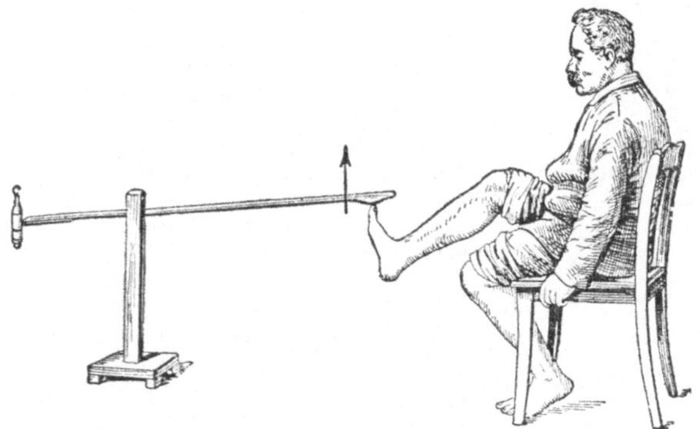

Abb. 49. Wagebalken nach Goldscheider.

und die Glocke schwieg. Gräupner ist dann später wohl von dieser Methode zurückgekommen in der richtigen Erkenntnis, daß Apparate unzweckmäßig sind, die den Tabiker zu allzugroßer Präzision zwingen.

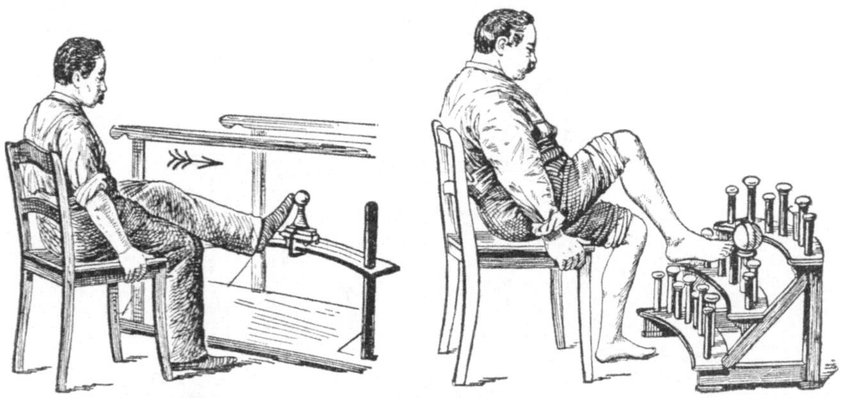

Abb. 50. Schlittchen nach Goldscheider.

Abb. 51. Amphitheater nach Goldscheider.

In der Beschreibung der Übungen schließe ich mich an Frenkel und Förster an. Wir unterscheiden für die unteren Extremitäten 1. Übungen im Liegen, 2. im Sitzen, 3. Gehübungen, 4. Stehübungen.

1. Übungen im Liegen: Kniehüftbeugen und Strecken eines Beines. Adduktion und Abduktion des so gebeugten Beines. Halbe Kniehüftbeugung. Haltmachen während der Beugung oder Streckung auf Kommando des Arztes.

Die gleichen Übungen, aber mit beiden Beinen gleichzeitig, und zwar die Beine in gemessener Entfernung voneinander oder geschlossen. Abwechselndes Beugen und Strecken derart, daß, während ein Bein gebeugt wird, das andere gestreckt

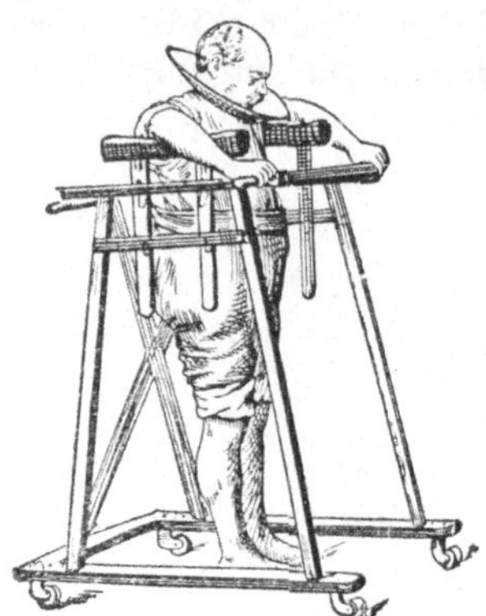

Abb. 52.  Gehstuhl nach Goldscheider.

werden muß. Alle genannten Übungen mit Abheben der Ferse von der Unterlage. Heben und Senken des Beines bei gestrecktem Knie. Dasselbe mit nachfolgender Kniebeugung und -streckung des gehobenen Beines. Dasselbe mit beiden geschlossenen oder voneinander entfernten Beinen. Berühren der Patella mit der Ferse des anderen Beines. Berühren der Malleolengegend mit der anderen Ferse. Berühren der Tibiamitte mit der Ferse. Entlanggleitenlassen oder Hüpfenlassen der Ferse an der andersseitigen Tibia, Haltmachen auf Kommando. Berühren von Stellen des einen Beines, die der Arzt mit dem Finger bezeichnet, mit der anderen Ferse. Nachahmen verschiedener Stellungen des einen Beines mit dem anderen, zuerst mit Augenkontrolle, später ohne diese. Schließlich Versuche, alle Übungen ohne Augenkontrolle auszuführen. — Wo Apparate vorhanden sind (Querstange, Lattengestell, Strumpfband, Holzringe, Kletterstuhl) können die Übungen damit sinngemäß variiert werden. Langsamkeit und Exaktheit sind wichtiger als große Kraft oder lange Dauer. Letzteres ist sogar (siehe oben) ebenso zu vermeiden, wie übermäßige Bewegungsexkursionen. Bei schwerer Ataxie beginnt man mit einfachen Vorübungen: Beugen, Strecken, Rotation in den einzelnen Gelenken.

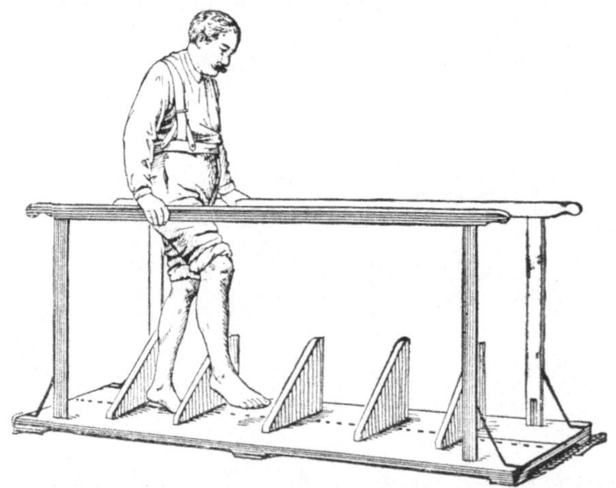

Abb. 53.  Laufbarren nach Goldscheider.

2. Übungen im Sitzen: Kniehüftbeuge- und Streckübungen, sowie Tipp-Übungen analog denen im Liegen. Eventuell Apparatübungen an der Sprossenleiter, dem Amphitheater und dem Wagebalken. Aufsteh- und Setzübungen: beim Aufstehen muß der Oberkörper vorgebeugt und die Unterschenkel etwas hinter den Schwerpunkt geschoben, beim Setzen der Oberkörper vorgebeugt und das Sichfallenlassen vermieden werden.

3. Gehübungen: Einfaches langsames Gehen mit nicht zu weit nach außen gesetzten Füßen (nicht über 45°) auf einer Strecke von ca. 20 Metern. Das-

selbe mit annähernd parallel gerichteten Füßen, bei jedem Schritte sollen die Hacken sich berühren. Dasselbe mit abgemessener Schrittlänge: kleine Schritte = 15 cm, große Schritte = 60 cm. Gehen mit halben und viertel Schritten: halber Schritt vorwärts, darauf folgt ganzer Schritt; dreiviertel Schritt vorwärts, darauf ganzer Schritt; einviertel Schritt vorwärts, darauf ganzer Schritt; fortschreitendes Gehen mit Viertel-, Halb- und Dreiviertel-Schritten; abwechselndes abgemessenes Schreiten der beiden Beine. Übungen im Seitwärts- und Rückwärtsgehen. Eventuell bei Vorhandensein von Apparaten Vorübungen im Laufbarren. Gehen im Zickzack (vorgezeichnete Streifen). Gehen mit gebeugten Knien (besonders bei Hypotonie); eine schwierige Übung. Gehen auf vorgezeichneten breiten und schmalen Streifen: zuerst kommt abwechselnd nur immer ein Fuß auf den Streifen, der andere bleibt daneben, später werden die Füße voreinander gesetzt, schließlich das gleiche mit abgemessener Schrittlänge geübt. Gehen in Fußspuren, ev. im Bretterkreuz oder im Laufbarren mit verschieden gesetzten Brettchen. Bei schwerer Ataxie Gehvorübungen im Laufstuhl. Anfangs geschehen alle Übungen unter Augenkontrolle, später werden die Augen zur gegenüber liegenden Wand erhoben (ev. unter Zuhilfenahme eines breiten Pappkragens, der die Kontrolle der Füße durch die Augen unmöglich macht, Abb. 52) oder

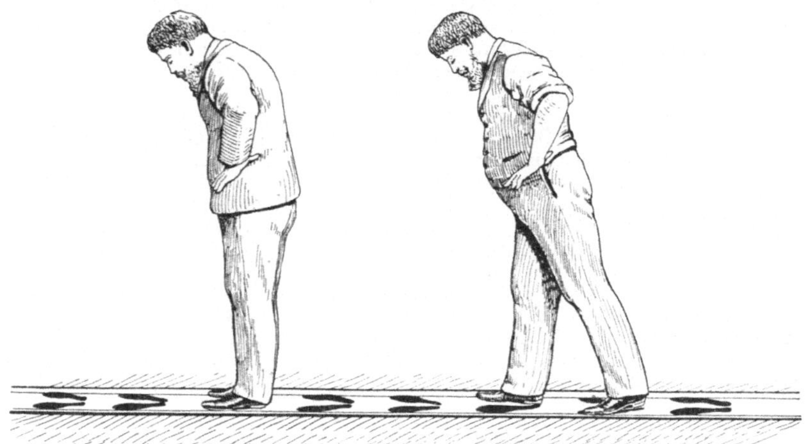

Abb. 54. Gehübungen nach Frenkel.

zur Zimmerdecke. Endlich Versuche des Gehens mit geschlossenen Augen. Balancierübungen mit einem auf den Kopf gesetzten Balancierkorb. Übungen im Treppensteigen. Bei schwer Ataktischen Vorübungen im Gehen und Stehen mit Hilfe des Gürtels (oder Gehstuhles).

4. Stehübungen: Stehen in Balance mit Augenkontrolle, später mit erhobenem Blick und mit Augenschluß. Stehen mit seitwärts vorgestreckten Armen. Stehen mit dem Balancierkorb. Berühren vorgezeichneter Stellen im Stehen (Bodenkreuz, Muster eines Linoleumteppichs, bezeichnete Punkte des Fußbodens). Zehstehen auf Kommando. Kehrtmachen; man beginnt es in folgender Weise zu üben: der Patient steht in militärischer Haltung (Hacken zusammen); jetzt wird auf Kommando 1 der linke Fuß um seine halbe Länge zurückgeschoben, so daß die rechte Ferse die Mitte des linken inneren Fußrandes berührt, auf Kommando 2 dreht sich der rechte Fuß so, daß er dem linken parallel steht, aber um halbe Fußlänge ihn vorn überragt, auf Kommando 3 wird der linke Fuß, ohne daß er sonst die Stellung zum rechten ändert, nach links um fast einen rechten Winkel gedreht, auf Kommando 4 wird der rechte so weit nach hinten geschoben, daß seine Ferse wieder die des linken berührt; damit hat der

Körper eine halbe Wendung nach links gemacht. Schließlich kann militärisches Wenden und Kehrtmachen geübt werden. Bei vorgeschrittener Besserung können auch im Stehen Übungen im Auffangen eines Balles, Nadeleinfädeln etc. gemacht werden.

Die Übungen der oberen Extremität geschehen nach Frenkel-Försterscher Vorschrift (mit einigen Modifikationen derselben) in folgender Weise:

Ruhighalten jedes einzelnen Fingers (einschließlich des Daumens) in normaler Ruhelage. Ruhighalten aller Finger gleichzeitig in der normalen Ruhelage; später an beiden Händen gleichzeitig. Langsame Extension und Flexion der Finger, anfangs einzeln, später zusammen. Ruhighalten der zweiten und dritten Phalanx in bestimmter Flexionsstellung, anfangs einzeln, später zusammen. Gleichzeitige Extension und Flexion der zweiten und dritten Phalanx. Gleichzeitige Streckung der End- und Mittelphalanx und Beugung der Grundphalanx. Opposition des Daumens. Gleichzeitiges Krümmen und Strecken von Daumen und Zeigefinger, wobei ihre Kuppen sich berühren. Ruhighalten sämtlicher Finger beider Hände bei gegenseitiger Berührung der korrespondierenden Fingerkuppen. Gleiche Stellung, dabei Abheben und Annähern eines einzelnen Fingers. Erfassen einer Münze oder einer kleinen Holzscheibe, Aufschichten mehrerer. (Bei Vorhandensein von Apparaten Einstecken der Stifte des Stöpselbrettes oder Auflegen der Fingerkuppen auf die Holzpflöcke des Zapfenbrettes und Heben und Senken einzelner Finger.) Auf- und Zuknöpfen. Ruhighalten der Hand in normaler Stellung. Langsame Extension und Flexion der Hand. Schließen und Öffnen der Faust. Ergreifen größerer Gegenstände. Handgeben. Ruhighalten von Hand und Vorderarm in bestimmten Beuge- und Streck-, Pronations- und Supinationsstellungen. Langsames Vorderarmbeugen und -strecken, Pronieren- und Supinieren. Ruhighalten des erhobenen Armes in verschiedenen Stellungen. Langsames Armheben und -senken. Wiederholung der letzten Übungen doppelseitig-gleichzeitig. Ergreifen kleiner Gegenstände. Eventuell Ergreifen der schwingenden Kugeln des Kugelapparates. Führen des Löffels zum Munde (leer, halbgefüllt, voll). Treffbewegung zur Nase mit der Zeigefingerspitze. Abheben einer über eine Tischkante gelegten Stecknadel, Wiederzurücklegen, wobei etwa nur die Kuppe und das ihr benachbarte Drittel der Nadel die Tischkante überragen darf. Schreibübungen. Nachzeichnen von Figuren.

## 13. Kapitel.

# Lokale Krämpfe und Motilitätsneurosen.

### Peripherische Muskelkrämpfe.

Die Mechanotherapie wird bei lokalen Muskelkrämpfen, seien dieselben peripherischen, zentralen, funktionellen oder reflektorischen Ursprungs, nur in geringem Umfange verwendet. Die meisten Mechanotherapeuten beschränken sich auf die Behandlung der Beschäftigungskrämpfe (s. unten bei Beschäftigungsneurosen), und nur wenige Autoren erwähnen anders als in summarischer Anführung die Massage und Gymnastik als Heilmittel bei den eigentlichen Krampfzuständen. Landerer sagt, daß „die Behandlung peripherer Krampfzustände (Fazialiskrämpfe, Akzessoriuskrämpfe usw.) oft von Erfolg gekrönt" ist, beschreibt die Technik als nicht zu starke Streichung der krampfenden Region und als Streichung, Reibung und Erschütterung des erkrankten motorischen Nerven, um gleich hinzuzufügen, daß die Prognose zweifelhaft ist. Bernhardt erwähnt Erfolge der Massage und Gymnastik bei Halsmuskelkrämpfen. Vereinzelte Fälle von erfolgreicher Therapie des Caput obstipum nervosum mit Massage werden beschrieben, während viele Autoren von orthopädischer Behandlung, z. B. Fixierung (Hasebroek) oder chirurgischen Eingriffen bessere Wirkungen gesehen haben. Zur Behandlung des klonischen Zwerchfellkrampfes (Singultus) ist die Atemgymnastik ein bekanntes Volksmittel: es wird tief inspiriert und die Inspirationsstellung möglichst lange eingehalten, ev. nach kurzer Exspiration die Prozedur mehrmals wiederholt. Auch tiefe Exspiration oder minutenlanges Zusammendrücken der unteren Brustpartien mit forcierter Vorneigung des Kopfes (Rosenthal) ist empfohlen worden.

Ich selbst habe gute Resultate bei Behandlung des nervösen Schiefhalses mit einer Kombination von Massage, Gymnastik und Brissaudscher Übungstherapie erreicht. Die Massage bestand in leichten Streichungen und Friktionen der krampfenden Muskeln und in Knetungen und senkrechten Hackungen der Antagonisten (also beim Sternocleidomastoideus-Krampf etwa des gleichseitigen Splenius und des kontralateralen Kopfnickers), die Gymnastik in Dehnung der krampfenden und in aktiver und Widerstandsgymnastik der antagonistischen Muskulatur. In schweren Fällen war es nötig, mit passiver Gymnastik zu beginnen und erst allmählich zur aktiven überzugehen.

Die Übungstherapie (Brissaud, Meige) eignet sich besonders für die Fälle des sog. psychogenen Torticollis (Halstic), der oft von den Halsmuskelkrämpfen schwer zu trennen ist. Auf die Prinzipien dieser aussichtsreichen Methode, die sich an die Brissaudsche Theorie des Tic anschließt und das Leiden an der Wurzel faßt, wird im folgenden Abschnitt ausführlich eingegangen werden.

Es darf hier wohl hinzugefügt werden, daß bei hysterischen Krampfzuständen und Kontrakturen die Mechanotherapie in der Regel im Stiche läßt, wenn man nicht gerade die Coupierung hysterischer Anfälle durch Druck oder Reibung der hysterogenen Zonen hierher rechnen will. Thilo will freilich auch bei hysterischer Kontraktur von Gymnastik mit seinen Rollenzugapparaten gute Wirkung gesehen haben.

Bei Myotonie kann leichte Streichung der Muskulatur nicht schaden, während Klopfung und Knetung zu vermeiden sind. v. Bechterew hat bei einer angeborenen Myotonie durch Massage und Gymnastik wesentliche Besserung erzielt. Ich habe von Mechanotherapie bei meinen Fällen keine Erfolge gesehen.

## Tic.

Die Übungstherapie beim Tic nach Brissaud, Meige und Feindel etc. (über das Prinzip s. oben 5. Kapitel. S. 53 ff.) bezweckt erstens Bewegungslosigkeit zu lehren (Ruheübungen), zweitens die Bewegungen so zu regulieren, daß sie normal werden. Die Ruheübung geschieht in der Haltung, in der der Tic am seltensten auftritt, oft z. B. im Sitzen mit gestütztem Kopf oder in Bettlage. Mitunter, z. B.

beim Kopfdrehtic, muß man zuerst den Kopf gewaltsam passiv fixieren, während der Patient sich bemüht mitzuhelfen. Anfangs begnügt man sich mit sekundenlangem Ruhighalten, wobei man suggerierend dem Patienten Mut zu machen sucht. Systematisch und genau nach der Uhr, aber nicht hastig vorwärtsschreitend, sondern stetig mehr verlangend, steigert man die Ruhedauer von Sitzung zu Sitzung bis etwa 5—6 Minuten. Dann oder besser schon vorher ersetzt man die bequeme Haltung durch eine weniger bequeme (z. B. im Stehen), oder man variiert die gegenseitige Haltung der einzelnen Körperabschnitte während der Ruheübung. Allmählich läßt man Gehübungen machen, während deren der Patient seine Bewegungen unterdrücken muß, oder man läßt den Patienten, während er ruhig stehen muß, Bewegungen mit den Armen und Beinen ausführen, Kniebeugen, gymnastische Freiübungen der Arme, Knotenauflösen, Nadeleinfädeln, Ballauffangen, Zielübungen an Schießscheiben, Lösen der Aufgaben sogenannter Geduldspiele. Wenn das Ruhighalten beim Gehen in militärischer Haltung nicht gelingt, so versuche man es mit schlaffer Haltung („Schlendern").

Mit den Ruheübungen gleichzeitig macht der Patient Übungen im korrekten Bewegen. Das Prinzip dieser Übungen ist fast das gleiche wie bei der Übungstherapie der Tabiker (s. dort), nur daß hier nicht die Ataxie, sondern die Hyper- oder Parakinese des Tic durch Exaktheit überwunden werden soll. Bei der Mannigfaltigkeit der Ticbewegungen ist es kaum möglich und auch nicht nötig, im einzelnen die Bewegungen vorzuschreiben. Es kann dafür auf die Kapitel „Isolierte Muskelgymnastik" und „Tabes" verwiesen werden, wo für die einzelnen Körperabschnitte Vorschriften bezüglich der isolierten Bewegungen jedes Muskels und jeder Muskelgruppe gegeben sind. Hinzugefügt sei nur, daß die Übungen zuerst möglichst einfach und die Sitzungen kurz sein müssen (2—5 Minuten mit Unterbrechungen, dann Pause, u. s. f. bis höchstens 30 Minuten), daß ferner Ermüdung vermieden werden soll, und daß an Tagen, an denen der Kranke schlecht disponiert ist, was oft aus unbekannten Ursachen, mitunter nach einer schlechten Nacht, eintritt, die Übung besser abgekürzt wird. Bei Tics der Atmungs-, Schluck-, Sprech-, Kaumuskeln etc. können analog denen der übrigen Muskeln systematische Atem-, Schluck-, Sprech- und Kauübungen gemacht werden. Ich nenne z. B. Übungen wie: 1. tief und lange einatmen, kurz ausatmen; 2. kurz einatmen, tief und lange ausatmen; 3. ein- und ausatmen mit nach der Uhr abgemessener Dauer; 4. sakkadiertes Ein- und Ausatmen mit vorgeschriebenem Tempo und Rhythmus; 5. flaches, rasches Ein- und Ausatmen. Alle Übungen können bei offenem und bei geschlossenem Munde ausgeführt werden. Ferner: bei leerem Munde nach vorheriger Einatmung während des langsamen Exspirierens 20—24 Kaubewegungen, nach der 20. oder 24. eine Schluckbewegung; ev. leichtere Vorübungen. Einatmen und Zählen während des Exspirierens, nach jeder zehnten Zahl eine Inspiration. Deklamieren, Rezitieren, Silbenskandieren, Aussprechenlassen langer gedehnter Vokale (Liebmann). Atem- und Sprechübungen nach Pitres und Cruchet: der Patient steht in militärischer Haltung mit „Hüften fest", den Rücken gegen eine Wand gelehnt, und sagt 2—3 Minuten lang ein Gedicht auf, wobei er nach jeder 2. bis 3. Zeile tief und langsam inspiriert. Die nächsten 2—3 Minuten werden mit ebenso langen und tiefen In- und Exspirationen ausgefüllt, dabei aber bei jeder Inspiration die Arme gehoben, bei jeder Exspiration gesenkt. Für Tics des linken Arms, aber auch bei anderer Lokalisation, empfehlen Meige und Feindel Spiegelschriftübungen mit der linken Hand gleichzeitig mit normalen Schreibübungen der rechten, derart, daß beide Hände zu gleicher Zeit „abduktorisch" schreiben. Dergleichen Kombinationen werden sich je nach der Eigenart des Falles in beliebiger Variation leicht finden lassen. — Wenn mehrere Tics gleichzeitig bestehen, soll man die Übungen nicht pedantisch eine nach der anderen vornehmen, sondern möglichst mehrere gleichzeitig.

Zuerst muß der Arzt täglich mindestens einmal die Übungen überwachen, weil sich erfahrungsgemäß selbst bei intelligenten Patienten Fehler einschleichen, später genügt seltenere Kontrolle. Ganz aus den Augen lassen darf man die Tickranken nicht, bis sie nicht völlig gesund sind. Die Übungen sollen mehrmals täglich (4—20mal und mehr) ausgeführt werden. Die Überwachung übernimmt dann ärztliches Hilfspersonal oder eine möglichst intelligente Person aus der Familie des Kranken. Schließlich kann der Kranke, wenn er die Tendenz und die Grundsätze der Übung versteht, selbst üben, wobei es aber unerläßlich ist, daß er vor einem Spiegel genau Stellung des Körpers, Haltung der einzelnen Körperbezirke, Exaktheit der Bewegung, Gelingen der Bewegungslosigkeit, Zeitdauer der letzteren etc. kontrolliert (Spiegelübungen). Am besten ist es, wenn täglich über alle diese Punkte vom Patienten selbst genaues Protokoll geführt wird. Die Spiegelübungen sind auch in Gegenwart des Arztes von Nutzen.

Unter antagonistischen Übungen verstehen Brissaud und seine Schüler solche, bei denen eine Bewegung gemacht werden soll, die der krankhaften mehr oder weniger entgegengesetzt ist: wenn der Mund im Tic geschlossen wird, soll der Kranke ihn rasch sofort öffnen, oder auch eine beliebige andere Bewegung ausführen, z. B. die Zunge zeigen, die Faust ballen, aufstampfen; bei Neigung zum Aufwärtsdrehen der Augen rasch auf die Füße sehen. Bei einem Kratztic liess Hartenberg folgende Übung machen: die Kranke mußte die Hand der gekratzten Wange nähern und kurz vor dem Ziel rasch den Arm ausstrecken. Diese Übungen sind allerdings recht schwierig, immerhin können sie oft nützlich sein, so das Mundöffnen und -schließen beim Lidblinzeltic. Ähnlich wirken nach Hasebroek auch die von ihm zur Behandlung des Tortikollis konstruierten elastischen Gummizügel, die dauernd appliziert werden sollen: „sie ermutigen die korrigierenden Muskeln des Patienten mitzuarbeiten". Ich möchte dabei gleich erwähnen, daß das Tragen von Stützapparaten (Kragen, Lederriemen etc.) beim Halsmuskeltic (Tortikollis) nach meiner Erfahrung ebenso unwirksam ist wie das von manchen Chirurgen ausgeführte Durchschneiden der Sehnen von einzelnen zuckenden Muskeln. Wie bei dem letzteren Verfahren andere Muskeln an Stelle der durchschnittenen in den Tic einzutreten pflegen, was ja bei der psychischen Genese der Krankheit sich eigentlich von selbst versteht (s. oben S. 53f.), so sind die Stützapparate lediglich dazu da, den Tic zu verbergen oder unauffällig zu machen; für den Patienten sind sie „Eselsbrücken", da er im Apparat ungestraft und unbeobachtet weiter zuckt.

Die Prognose der Therapie ist bei Kindern und Jugendlichen günstig, bei älteren Personen nicht gerade ungünstig, aber von sehr vielen Nebenumständen, vor allem von der Dauer des Leidens abhängig. Psychische Behandlung, besonders pädagogische Einwirkung von seiten des Arztes, muß nicht nur bei Kindern, die in der Regel zu den verwöhnten gehören, die Übungstherapie begleiten, sondern auch sehr oft bei den Erwachsenen, bei denen ebenfalls in der großen Mehrzahl der Fälle Erziehungssünden vorliegen und das früher Unterlassene vom Arzte während der Behandlung nachgeholt werden muß. Im Kapitel „Sport" ist darauf hingewiesen worden, wie die Sportübungen neben der eigentlichen Übungstherapie auch beim Tic verwertet werden können. In Betracht kommen besonders Spiele (Tennis etc.), Fechten, Turnen, Rudern, Radfahren.

Massage spielt in der Behandlung des Tic neben der Übungstherapie nur eine untergeordnete Rolle, Gymnastik kommt gar nicht in Betracht. Besondere Vorschriften für die Massage sind nicht erforderlich.


## Beschäftigungsneurosen.

Von den mit Mechanotherapie behandelten Beschäftigungsneurosen steht die Schreiberneurose (der sog. Schreibkrampf) im Vordergrunde. Auch hier ist eine große Mannigfaltigkeit von Methoden vorhanden, die zum Teil einander beinahe diametral entgegengesetzt sind. Dazu kommt, daß grade auf diesem Gebiete sich die Laien als „Krankenbehandler" von jeher breit gemacht haben, und daß jeder Schreiblehrer sein eigenes Verfahren, dessen Einzelheiten er natürlich geheim hält, als das erfolgreichste proklamiert, gewöhnlich unter Berufung auf ärztliche Atteste. Durch geschickte Reklame hat sich besonders der Schreiblehrer Wolff ausgezeichnet, dem es auch gelang, eine Reihe hervorragender Gelehrter und Praktiker von den Erfolgen seines Unterrichts zu überzeugen. Es kann zugegeben werden, daß sein Verfahren, das übrigens nachweislich nicht von ihm stammt, manchen glücklichen Gedanken verwertet; aber es ist kein Zweifel, daß auch er, wie Zabludowski richtig hervorgehoben hat, nicht genügend differenziert hat und seiner Ausbildung nach auch nicht differenzieren konnte. — Zabludowski selbst, Nußbaum, Kouindjy u. a. haben die Lehre von der Mechanotherapie der Beschäftigungsneurosen wesentlich gefördert, und der erstere hat namentlich auch dem Klavierspielerkrampf seine Aufmerksamkeit zugewendet.

Das von mir seit jetzt fast zwanzig Jahren bei den Beschäftigungsneurosen angewendete und im Jahre 1897 beschriebene Verfahren stützt sich auf folgende prinzipielle Erwägungen. Man muß zwischen sensorischen und motorischen Formen unterscheiden. Die ersteren, deren Paradigma die Violinspielerneurose ist, bei der die Schmerzen vor allem die Fingerkuppen der linken Hand betreffen, entziehen sich der Mechanotherapie so gut wie völlig. Leichte Massage mit Streichung und Klopfung ist das einzige, was dabei vorgenommen werden darf. — Die motorischen Neurosen zerfallen in Paresen und Krämpfe, von denen die ersteren die selteneren Formen sind. Man behandelt z. B. Klavierspieler, Telegraphisten, Maschinenschreiber usw., denen wegen Schwäche der Anschlag nicht gelingt, mit allgemeiner Massage und Gymnastik der ganzen Extremität. Eine besondere Methode der Therapie erfordern nur die eigentlichen Beschäftigungskrämpfe, die allerdings die Mehrzahl der Beschäftigungsneurosen ausmachen. Die erste Aufgabe ist in diesen Fällen, denjenigen Muskel oder diejenige Muskelgruppe herauszusuchen, die gewohnheitsmäßig in den Krampf eintreten. Dieser Muskel oder diese Muskeln müssen bei allen mechanischen Verfahren geschont bleiben. Man kräftigt durch Knetung und Klopfung ihre Antagonisten und behandelt die Krampfmuskeln selbst mit leichter Streichung und vorsichtigen Friktionen. Die Gymnastik besteht in Übung der Antagonisten und in Dehnung der Krampfmuskeln. Besondere Anforderungen werden an die Mechanotherapie gestellt, wenn an der Hand oder am Arm sich Reste von Krankheitsprozessen finden, die zur Entstehung der Neurose oder doch zu ihrer Lokalisierung den Boden abgegeben haben, also myositische, tendovaginitische Schwielen, periostitische Verdickungen u. dgl. Ich habe solche Gebilde wiederholt durch genaue Palpation nachgewiesen. Kräftige lokale Friktionen sind dann indiziert. — Nun ist freilich nicht zu vergessen, daß es sich bei den Beschäftigungsneurosen nur in zweiter Reihe um einen lokalen Prozeß handelt, und daß die Hauptsache das Allgemeinleiden, die allgemeine, zentrale Neurose bildet. Deshalb wird mit der Zeit mehr und mehr mit Recht der Hauptnachdruck auf die Allgemeinbehandlung und Psychotherapie dieser Störungen gelegt. Eins der wichtigsten Momente ist dementsprechend die Ruhebehandlung, die regelmäßig zunächst den Beginn jeder Kur ausmachen muß. Niederlegen der Berufstätigkeit ist also im Anfang unerläßlich. Während der ersten Zeit wird daneben nichts anderes als leichte Massage und Gymnastik im obengenannten Sinne ausgeführt. Nach einigen (ca. 2—4) Wochen beginnt die Einübung der koordinierten Berufsbeschäftigung unter möglichster Vermeidung von Innervation der krampfenden Muskelgruppen und schließlich die vorsichtige Einübung der verloren gegangenen Koordination dieser Muskeln selbst Es erhellt daraus, daß es sich hier nicht mehr eigentlich um Gymnastik, sondern um Übungstherapie handelt, und zwar um Übungstherapie einer Funktionsstörung, bei der das psychische Moment eine dominierende Rolle spielt. Nur die Brissaudschen Übungen bei Tic lassen sich als Analogon diesem Verfahren an die Seite stellen. Die Richtigkeit dieser Auffassung geht unter anderem daraus hervor, daß während der Behandlung der Sitz der Neurose von Muskel zu Muskel resp. von Muskelgruppe zu Muskelgruppe wandern kann, was bei lokalen Krämpfen einzelner Muskeln, z. B. den Wadenkrämpfen oder dem Fazialiskrampf, nicht vorkommt.

Die Übungen beginnen beim Schreiberkrampf damit, daß der Patient stehend mit vorgestrecktem rechtem Arm Beugungen und Streckungen des Handgelenkes ausführt. Dazu kommen nach und nach — von drei zu drei Tagen oder in noch erheblich langsamerer Progression — folgende Übungen (Abb. 55a und b): 1. Gleichzeitig aktiv Strecken des Handgelenkes und der Grundphalangen mit Beugung |der Endphalangen bei Adduktion der Spitzen des Daumens und Zeigefingers (Abb. 55a), darauf folgend umgekehrt Beugung des Handgelenkes und der Grundphalangen mit gleichzeitiger Streckung der Endphalangen bei unveränderter Adduktion der Daumen- und Zeigefingerspitze (Abb. 55b). Diese Übung geschieht ebenfalls stehend und mit vorgestrecktem Arm. Sie entspricht einer Schreibübung — Abstrich und Aufstrich — ohne Schreibfeder und in der Luft. 2. Die beiden gleichen Übungen (Handgelenks- und Fingerübung) mit einem nicht zu leichten und nicht zu kurzen Holzstab, der schreibfederartig gefaßt wird. 3. Die Übungen unter Nr. 2 unter Anstützen des Holzstabes an die Wand oder die Türfüllung während derjenigen Phase der Übungen, in der das Handgelenk gebeugt ist: „Schreibevorübung

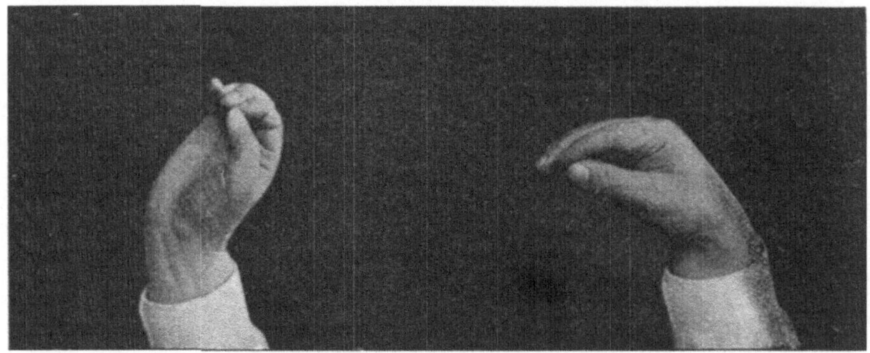

Abb. 55a und b. Schreibe-Vorübung.

an der Wand". 4. Schreibevorübung mit dem Holzstabe auf einer schrägen Pult- oder Tischplatte, wie unter 3. 5. Die gleiche Übung; nur wird der Holzstab durch einen Federhalter ohne Feder oder einen ziemlich langen, ungespitzten Bleistift ersetzt. 6. Die gleichen Übungen mit gespitztem Bleistift auf einem großen Bogen Papier; der Patient hat dabei die Augen geschlossen oder gehoben zu halten und darf die Resultate seiner Schreibübungen erst nach der Übung sehen. 7. Die gleiche Übung unter Kontrolle der Augen: Schreiben langer Auf- und Abstriche ohne Rücksicht auf Gleichmäßigkeit der Fortbewegung oder der Schrift. 8. Schreiben gleichmäßig fortschreitender Auf- und Abstriche, zuerst großer, dann allmählich immer kleinerer. 9. Ersetzen des Bleistifts durch eine weiche Schreibfeder. 10. Einüben von Bogen, Buchstaben und kleineren Worten.

Die Übungen sollen mehrmals täglich, aber niemals bis an die Grenze der Ermüdung fortgeführt werden. Ein Überstürzen ist dringend zu widerraten. Je langsamer die Fortschritte sind, um so sicherer wird gewöhnlich Besserung erzielt.

Wo die Übungen ihre Wirkung versagen, muß man versuchen, unter Umgehung der krampfenden Muskeln ein Schreiben zu ermöglichen. Das einfachste Hilfsmittel ist eine veränderte Haltung der Hand und der Finger. Namentlich haben sich mir dabei die Soenneckenschen Rundschriftfedern bewährt, die es gestatten, unter starker Handgelenks-Flexion und mit einer Federhalterstellung zu schreiben, bei der die Federspitze nicht wie bei der gewöhnlichen Feder nach vorn, sondern scharf nach links gerichtet ist. Für andere Fälle eignet sich das Nußbaumsche „Bracelet", Zabludowskis Federträger und ähnliche Apparate. Der Schreiblehrer Wolff band durch Gummischlingen einzelne Finger unter Dehnung der krampfenden Muskeln fest und ließ die anderen schreiben. Gewöhnlich halten bei dem letzteren Verfahren die Erfolge nicht lange vor, da leicht andere Muskeln in Krampf geraten. Das ultimum refugium bleibt die Schreibmaschine, die allerdings wieder die Gefahr der „Maschinenschreiber- oder Stenotypisten-Neurose" in sich birgt. — Auf die wichtige Prophylaxe der Schreibneurose, insbesondere auf die Haltung des Körpers, die Stellung der Hand und der Finger, die Beschaffenheit der Unterlage und des Schreibmaterials, kann an dieser Stelle nicht eingegangen werden.

Viel schwieriger als beim „Schreibkrampf" gestaltet sich die Behandlung der übrigen Beschäftigungsneurosen, und es liegen in der Literatur nur ganz spärliche Äußerungen darüber vor. Die Klavierspielerneurose ist die einzige, deren Therapie eingehender, namentlich durch Zabludowski, studiert worden ist. Aber auch hier handelt es sich mehr um Angaben bezüglich der Prophylaxe. Zabludowski empfiehlt das von ihm angegebene „Jugendklavier" mit verkleinerter Tastengröße sowie das Jankósche Klavier mit treppenweiser Anordnung der Klaviatur zum Zwecke des Übens bei neuropathischen, zartgebauten oder zu übermäßigem Üben gezwungenen Personen. Die Therapie der fertigen Neurose besteht in Massage und Gymnastik der befallenen Extremität nach den oben für den Schreibkrampf gegebenen Vorschriften. — Das gleiche wie für diese Berufsneurose gilt für die zahlreichen übrigen, von denen hier nur als die häufigeren die der Maschinenschreiber, Zigarrenarbeiter, Telegraphisten, Plätterinnen, Schneider und Uhrmacher genannt seien. Aus der unter meiner Leitung gemachten, sorgfältigen Arbeit von Cronbach über die Telegraphistenneurose geht hervor, daß sich die Massage bei dieser Neurose bis auf einen Fall entweder nur vorübergehend oder gar nicht wirksam erwies, die Gymnastik ebenfalls nur in einem Fall.

## Chorea. Paralysis agitans.

Bei der Chorea wird allgemeine Massage (Hoffa) und im abnehmenden Stadium (v. Ziemssen, Kleen, Fiodorow, M'Kenzie und Galloway u. a.) leichte passive und vorsichtige Widerstandsgymnastik angewendet. Die Übungstherapie ist auch hier der Gymnastik überlegen, wird jedoch selten gebraucht. Sie schließt sich in der Technik der Brissaudschen Methode (s. bei „Tic") an.

R. Friedländer empfiehlt gegen Paralysis agitans passive Gymnastik, namentlich Extensionsbewegungen und „Fallübungen", wobei man eine Extremität oder einen Teil derselben bei möglichster Entspannung der Muskeln erhebt und dann passiv herunterfallen läßt; der Patient muß dabei das „Entspannen" lernen. Daneben soll aktive Gymnastik der Streckmuskeln, ev. unter Widerstand, und Übungstherapie im engeren Sinne angewendet werden, besonders Gehübungen mit Entspannung sowie Streck- und Treffübungen der oberen Extremitäten. M. Roth und Lasarew haben die günstigen Resultate dieser Methode bestätigt. — Anstrengungen müssen ängstlich vermieden werden.

Daneben wird seit längerer Zeit in Frankreich der Fauteuil trépidant empfohlen, den wir durch die Vibrationsplatte oder den Vibrationsstuhl ersetzen, eine durch einen Motor in Erschütterung versetzte Platte, die einen Stuhl trägt. Der Patient sitzt auf dem Stuhle. — Leichte Streichungen und vorsichtige Knetungen und Reibungen können ebenfalls bei diesem Leiden angewendet werden (Hünerfauth).

## 14. Kapitel.

# Vasomotorisch-trophische Neurosen, Basedowsche Krankheit.

Bei Raynaudscher Krankheit und Erythromelalgie (Pajor) können leichte Streichungen von Nutzen sein, bei der ersteren Krankheit auch Klopfungen, Reibungen, sowie passive und aktive Bewegungen der Phalangen oder Einleitungsmassage (Monro). Massage ist namentlich auch gegen Sklerodermie vielfach angewendet worden, nach Mosler mittels Ichthyol-Vaseline, während Lewin und Heller Vorsicht beim Massieren der Sklerodermischen anraten. Heller und Franke massierten mit Salizyl-Vaseline und Resorbin, sahen aber davon keine Wirkung. —Starr empfiehlt Massage beim akuten umschriebenen Hautödem. — Gegen Basedow ist wiederholt Gymnastik, namentlich maschinelle, empfohlen worden, von Bryson (zitiert bei Ewald) auch Atemgymnastik; im allgemeinen neigt man aber dazu, von Mechanotherapie — bis auf leichte allgemeine Massage und Rückenvibrationen (s. bei „Herzneurosen") — in diesen Fällen abzusehen.

# Literatur.


v. Altenstein, Axel, Turnsport. Bibliothek f. Sport u. Spiel, Leipzig, Grethlein & Co.
Angerstein und Eckler, Hausgymnastik für Gesunde und Kranke. Berlin 1888.
Auerbach, Instrumentelle Bauchmassage. Therap. Monatsh. 1897. S. 156.
Auerbach, Zur Behandlung der Blasenneurosen. Zeitschr. f. phys. u. diät.
  Therap. 4. 1900. S. 276.
v. Basch, Allgemeine Physiologie und Pathologie des Kreislaufs. Wien. 1892.
v. Bechterew, Über die Therapie der Myotonie. Obozrenje psichiatrji Nr. 5.
  1897. Ref. Jahresber. f. Neurol.
v. Bechterew, Heilgymnastische Behandlung im Bade. Zentralbl. f. Nerven-
  heilk. 1904. S. 180.
Beerwald und Brauer, Das Turnen im Hause. München-Berlin 1905, Olden-
  bourg.
Bernhardt, M., Erkrankungen der peripherischen Nerven. Nothnagels Path. u.
  Therap. Wien, Hölder.
de Beurmann, Note sur un signe peu commun de la sciatique. Arch. de Physiol.
  norm. 1884. Nr. 3.
Bickel, Sport und Verdauungsorgane, in Weißbeins Hygiene des Sports.
Binswanger, Otto, Pathologie und Therapie der Neurasthenie. Jena 1896,
  Fischer.
Boudet, M., Traitement de la douleur par les vibrations mécaniques, Paris 1881.
Brandt, Thure, Behandlung weiblicher Geschlechtskrankheiten. Berlin 1891,
  Fischer.
Brissaud, Leçons sur les maladies nerveuses. 1. Serie, 502.
Brissaud, Contre le traitement chirurgical du torticollis mental. Rev. neurol.
  30. Jan. 1897.
Bruns, Carl, Anwendung von Laufwagen. Münchn. med. Wochenschr. 1902.
  Nr. 1. S. 24.
Bum, Handbuch der Massage und Heilgymnastik. Wien und Leipzig, 1896.
Burkart, Zur Pathologie der Neurasthenia gastrica. Bonn 1882.
Cassirer, R., Die vasomotorisch-trophischen Neurosen. Berlin 1901, S. Karger.
Cassirer, R., Myatonia congenita. Handb. d. Neurol., Spez. Neurol. 1. Berlin
  1911, J. Springer.
Cohn, Toby, Die mechanische Behandlung der Beschäftigungsneurosen. Deutsche
  Med. Zeitung 1897. Nr. 5.
Cohn, Toby, Die palpablen Gebilde des normalen menschlichen Körpers und
  deren methodische Palpation. I. Band: Obere Extremität. II. Band:
  Untere Extremität. III. Band: Hals und Kopf. Berlin, S. Karger.
Cohn, Toby, Die metaparalytische psychogene Akinesie. Berl. klin. Wochenschr.
  1912. Nr. 17.
Cornelius, A., Die Nervenmassage. Leipzig 1909, Georg Thieme.
Cronbach, Emil, Die Beschäftigungsneurose der Telegraphisten. Inaug.-Diss.
  Berlin 1903.
Cruchet, Étude critique sur le tic. Thèse Bordeaux 1902.
Czermak, Vagusversuche. Jenasche Zeitschr. f. Med. 2. 1865. S. 384.
Determann, Physikalische Therapie der Erkrankungen des Zentralnerven-
  systems. Stuttgart 1906, Enke.
Doerry, Leichte Athletik. Bibliothek f. Sport u. Spiel. Leipzig, Grethlein & Co.

v. Eberbach, Kurt, Rasenspiele.  Bibliothek f. Sport u. Spiel.  Leipzig, Greth-
    lein  & Co.
Eccles, A. S., Über die Wirkung der Massage auf die Körpertemperatur.  Brit.
    Med. Journ. August 1888.
Eccles, Observations on the physiolog. effect of massage.  Proc. Roy. med. and
    chir. Soc. 1885/87.
Edinger, Aufbrauchskrankheiten des Nervensystems.  Deutsche med. Wochen-
    schrift 1904. Nr. 45 und 1905. Nr. 1/2.
Ehret, Gewöhnungslähmungen.  Arch. f. Unfallheilk. 2. 1898. S. 32.
Eichhorst, Bergtouren für Nervöse.  Zeitschr. f. diät. u. phys. Therap. 1. April
    1904.
Ekgren, Verhalten der Leukocyten unter Einfluß der Massage.  Deutsche med.
    Wochenschr. 1902. Nr. 29. S. 519.
Eulenburg, A., Sport und Nervensystem, in Weißbeins Hygiene des Sports.
Ewer, Leop., Kursus der Massage.  Berlin 1901, Kornfeld.
Ewer, Leop., Einige Bemerkungen über den chronischen Muskelrheumatismus.
    Berl. Klinik, Oktober 1892.
Ewer, Leop., Gymnastik für Ärzte und Studierende.  Ebenda.
Fichard, Lawn-Tennis.  Bibliothek f. Sport u. Spiel, Leipzig.
Fischer, R., Mechanotherapie bei Augenkrankheiten.  Landerers Mechano-
    therapie.
Fiodorow, Massage bei Chorea.  Obozrenje psych. Ref. Jahresber. f. Neurol.
    1897. S. 1043.
Flatau, G., Über einen neuen Gymnastikapparat.  Med. Klinik 1905. Nr. 27.
Foerster, O., Übungsbehandlung bei Hemiplegie.  Neurol. Zentralbl. 1904. S. 1014.
Foerster, O., Zur Symptomatologie der Tabes.  Monatsschr. f. Psych. 8.
Foerster, O., Die Physiologie und Pathologie der Koordination.  Jena 1902,
    Fischer.
v. Frankl - Hochwart und Zuckerkandl, Nervöse Erkrankungen der Blase.
    Nothnagels spez. Path. u. Therap.  Wien 1898, Hölder.
Frenkel, Behandlung der tabischen Ataxie mit Hilfe von Übung.  Leipzig 1900.
Frenkel und Foerster, Untersuchungen über Störungen der Sensibilität bei
    Tabes.  Arch. f. Psych. 33.
Friedländer, R., Bewegungstherapie bei Paralysis agitans.  Zeitschr. f. phys.
    u. diät. Therap. 7. 1903/04. Heft 12.
Friedländer, R., Zur Übungsbehandlung der Paralysis agitans.  Ebenda. 11.
    1907/08.
Friedländer, R., Physikalische Therapie.  Erkrankungen der peripherischen
    Nerven.  Stuttgart 1907.
Funke, Ein neuer Universal-Arbeitssteller „Dynamostat“.  Prager med. Wochen-
    schrift 23. 1898. 1—5.
Fürbringer, Sport und männliche Geschlechtsorgane, in Weißbeins Hygiene des
    Sports.
Geigel, Verhütung der sekundären Kontraktur bei Hemiplegie.  Ärztl. Praxis.
    1900. Nr. 8.
Gille, Tic douloureux behandlad med. massage of Halssympath.  Hygiea. 48.
    10. 1886. S. 635.
Gilles de la Tourette, La maladie des tics convulsifs.  Sem. méd. 3. Mai 1899.
Goldscheider, Sport und Herz, in Weißbeins Hygiene des Sports.
Goldscheider, Bedeutung der Reize für Pathologie und Therapie.  Neurol.
    Zentralbl. 1897. Nr. 13.
Goldscheider, Anleitung zur Übungsbehandlung der Ataxie.  Leipzig 1899,
    Thieme.
Goldscheider und v. Leyden, Kinetotherapeutische Bäder.  Zeitschr. f. diät.
    u. phys. Therap. 1. 1898. Heft 12.
Gopadze, Wirkung der Massage auf Stickstoffausscheidung.  St. Petersburg
    1886.  Wratsch 1885. Nr. 43—45.  Zit. bei Reibmayr, Kleen u. a.
Graham, Massage and movements in hemiplegia.  Edinbourgh Med. Journ.
    1902. Nr. 5. S. 456.
Granville, Nerve vibration as a therapeutic agent.  Lancet. 1. 1882. S. 949.

Gräupner, Hilfsmittel zur Behandlung der Ataxie. Zeitschr. f. prakt. Ärzte 1896.
Gräupner, Die Behandlung der Gangstörungen bei Tabes vermittelst der Übungstherapie. Allg. med. Zentralztg. 1898. Nr. 38.
Grebner, Die mechanotherapeutische Beeinflussung der Reaktionsfähigkeit der Nervenzentren. Wiener klin. Wochenschr. 1899. Nr. 38/39.
Haenel, Hans, Technik der Vibrationsmassage. Münch. med. Wochenschr. 1904. Nr. 41.
Haenel, Hans, zit. im Prospekte der Bildungsanstalt Jaques-Dalcroze.
Hartelius, T. J., Lehrbuch der schwedischen Heilgymnastik (übersetzt von Jürgensen und Preller). Leipzig 1907.
Hartenberg, Traitement et guérison d'un cas de tic sans angoisse. Rev. de psych., clin. et thér., Jan. 1899. p. 17.
Hartenberg, La psychothérapie nouvelle. Ebenda. Febr. 1901.
Hasebroek, Erschütterungen in der Zanderschen Heilgymnastik in physiologischer und therapeutischer Beziehung. Hamburg 1889.
Hasebroek, Wie haben wir uns die therapeutische Wirkung der akt. Gymnastik auf Zirkulationsstörungen zu denken? Volkmanns Sammlg. Nr. 565. 1910.
Hasebroek, Therapie des spastischen Schiefhalses usw. Münch. med. Wochenschrift 1903. Nr. 15.
Hasebroek, Über Muskelarbeit und Muskelermüdung. Mitteil. a. d. medikomech. Zander-Institut. 1903. Heft 1.
Hasse, Krankheiten des Nervensystems. Erlangen 1869.
Head, On disturbances of sensation etc. Brain 1893/94.
Heller, Fall von Sklerodermie. Deutsch. Arch. f. klin. Med. 1872. S. 41.
Henschen, Studien über Neuralgien am Kopfe. Upsala 1881 (schwedisch).
Herschel, Die Elektro-Vibrationsmassage. Vortrag im Verein d. Ärzte zu Halle a. S., 6. März 1912.
Herz, Indikationsstellung der maschinellen Heilgymnastik. Therap. d. Gegenw. August 1899.
Herz, System der gymnastischen Heilpotenzen. Zeitschr. f. phys. u. diät. Therap. 3. 1899.
Herz, Neue Prinzipien und Apparate der Widerstandstherapie. Wiener med. Presse. 1898. Nr. 14ff.
Herz, Mechanotherapeutische Behandlung des nervösen Kopfschmerzes. Deutsche Ärzteztg. 1906. Nr. 8. S. 169.
Herz und Bum, Das neue System der maschinellen Heilgymnastik. Wiener Klinik. 1899. Heft 4 u. 5.
Hoffa, A., Technik der Massage. Stuttgart 1897, Enke.
Hoffa, A., Einfluß des Sports auf Muskulatur, Knochen und Gelenke, in Weißbeins Hygiene des Sports.
Hoffmann, Über Erfolge der Massage. Repert. d. Tierheilk. Stuttgart 1884. S. 269.
Hünerfauth, Handbuch der Massage. Leipzig 1887.
Jacob, P., Über kompensatorische Übungstherapie. Deutsche med. Wochenschr. 1898. Nr. 8—10.
Keller, Über den Einfluß der Massage auf den Stoffwechsel des gesunden Menschen. Korrespondenzbl. f. Schweiz. Ärzte. 1889. Nr. 13.
Kellermann, Einfluß heilgymnastischer Arbeiten auf den Kreislauf. Zeitschr. f. phys. u. diät. Therap. 8. 1904. S. 141.
Kellgren, Vorträge über Massage. Wien 1889.
Kellgren und Colombo, Du rôle que jouent les lymphatiques etc. Compt. rend. Soc. biol. 1895. S. 21.
Kleen, E., Handbuch der Massage (übersetzt von Schütz). Berlin 1890, Winckelmann.
Kleen, E., Über den Einfluß mechanischer Muskel- und Hautreizung. Nord. med. Arch. 20. 1888. 10.
Kouindjy, Les névrites et leur traitement. Progrès méd. 1906. Nr. 46. Ref. Zeitschr. f. phys. u. diät. Therap. 9. 1906. Nr. 11.
Landerer, A., Mechanotherapie. Leipzig 1894, Vogel.

Lange, Karl, Über Vibrationsmassage, speziell bei Frauenkrankheiten.   Arch.
     f. phys. u. diät. Therap. 1899. Nr. 5, 6, 8, 9, 11.
Laquer, Physikalische Therapie der Migräne.   Handb. d. phys. Therap. 1902.
     S. 639ff.
Lasarew, Fall von Schüttellähmung.   Zeitschr. f. phys. u. diät. Therap., Okt.
     1905. S. 445.
Lasègue, Ischias.   Arch. gén. de méd. 1864.
Lassar, Über Ödem und Lymphstrom bei der Entzündung.   Virchows Arch.
     69, XXIX. S. 518.
Lazarus, P., Bahnungstherapie der Hemiplegie.   Zeitschr. f. klin. Med. 45. S. 314.
Lazarus, P., Anwendung der physikalischen Heilmethoden an der I. medizinischen
     Klinik.   Char.-Ann. 26. 1902.
Lazarus, P., Hemiplektische Kontraktur.   Zeitschr. f. phys. u. diät. Therap.
     1901. Nr. 7. S. 550.
Learned, New method of inducing sleep.   Journ. of Amer. Med. Assoc., 25. Sept.
     1897.
Lee, Home massage in infantile paralysis.   Indian Lancet, 1. Juli 1898.   Ref.
     New York med. Journ. 68. Nr. 9.
Lewandowsky, A., Unblutige Nervendehnung.   Therap. d. Gegenw., Mai 1904.
     S. 209.
Lewin und Heller, Die Sklerodermie.   Berlin 1895.
Liebmann, zit. bei Meige und Feindel.
Lorenz, Behandlung spastischer Paralyse.   Sitzungsber.   Wiener med. Presse.
     1897. Nr. 10. S. 314.
Lorenz, Muskelerkrankungen.   Nothnagels Path. u. Therap.   Wien 1898, Hölder.
Lots, Einige mit mechanischen Hautreizen behandelte Fälle von Nervenkrank-
     heiten.   Zeitschr. f. klin. Med. 35. 1898. Heft 1 u. 2.
Lots, Über Atrophie und Gymnastik der glatten Muskeln.   Korrespondenzbl. d.
     Allg. ärztl. Vereins in Thüringen 1899.
Maggiora, Untersuchungen über die Wirkung der Massage.   Arch. f. Hyg. 1892.
Maggiora, Beitrag zur physiologischen Wirkung der Massage usw.   Giornale
     della R. Soc. Ital. d'Igiene 1890.
Mallwitz, Körperliche Höchstleistungen mit besonderer Berücksichtigung des
     olympischen Sports.   Diss., Halle 1898.
Mann, L., Wesen und Entstehung der hemiplegischen Kontraktur.   Monatsschr.
     f. Psych. 1898. 4.
Meige und Feindel, Der Tic (deutsch v. Giese).   Leipzig und Wien 1903,
     Deuticke.
M'Kenzie und Galloway, Treatment of Chorea.   Ref. Lancet, 10. April 1897.
Monro, Raynaud's disease.   Glasgow 1899.
v. Mosengeil, Über Massage, deren Technik, Wirkung und Indikationen.   Arch.
     f. klin. Chir. 19. S. 428.
Mosler, Über Sclerodermia diffusa.   Deutsche med. Wochenschr. 1898. S. 439.
Motschutkowsky, Suspensionsbehandlung bei Tabes.   Berl. klin. Wochenschr.
     1889. Nr. 25.
Müller, G., Turnsport in Weißbeins Hygiene des Sports.
Müller, J. P., Mein System.   6. Aufl.   Kopenhagen 1907, Tillge.
Munk, H., Versuche an Affen.   Sitzungsber. d. Kgl. preuß. Akad. d. Wissensch.
     36. Berlin 1894.
Murri, Sopra un caso di malattia di Erb.   Policlinico. 2. M. Rom 1895.
Murri, Aggiunte alla storia di un caso di malattia di Erb.   Ebenda. 4. M. 1897.
Naegeli, O., Nervenleiden und Nervenschmerzen, ihre Behandlung und Heilung
     durch Handgriffe.   Jena 1899, Fischer.
Nebel, Beiträge zur mechanischen Behandlung.   Wiesbaden 1888, Bergmann.
Nebel, Würdigung der schwedischen Heilgymnastik.   Schmidts Jahrb. 230. S. 193.
Nebel, Bewegungskuren mittelst schwedischer Heilgymnastik und Massage.   Wies-
     baden 1889, Bergmann.
Nicolai, G. F., Sport und Sinnesorgane, in Weißbeins Hygiene des Sports.
Nußbaum, Über Schreibkrampf.   Bayrisches ärztl. Intelligenzbl. 1882. Nr. 39.

Ohlemann, Behandlung des Schreib- und Klavierkrampfes. Deutsche Med. Ztg. 1903. Nr. 87.

Oppenheim, H., Lehrbuch der Nervenkrankheiten. Berlin, S. Karger.

Oppenheim, H., Myasthenische Paralyse. Berlin 1901, S. Karger.

Oertel, Massage des Herzens. München 1889, Fensterlin.

Pajor, Erythromelalgie. Pester med.-chir. Presse 3. 1896.

Pazeller, Unblutige Nervendehnung bei Neuritis und Neuralgie. Wiener Med. Presse 1907. Nr. 45.

Peritz, G., Über die Ätiologie und Therapie des neurasthenischen Kopfschmerzes, des neurasthenischen Schwindels und der Migräne. Med. Klinik 1906. Nr. 44—46.

Pitres, Tics convulsifs généralisés. Journ. de méd. de Bordeaux, 9. Juli 1899, p. 330.

Reibmayr, Technik der Massage. Leipzig und Wien 1892.

Reibmayr, Die Massage und ihre Verwertung. Ebenda 1889.

Reibmayr, Über Massage bei Muskelerkrankungen. Wiener med. Wochenschr. 38. 1887. S. 51.

Richter, Aug., Zur Behandlung des hysterischen und nervösen Erbrechens. Therap. Monatsh. 1898. S. 674.

Richter, H., Bericht über neuere Heilgymnastik. Schmidts Jahrb. 1853, 1854, 1857 u. 1858.

Rosenthal, C., Zur Physiologie der Massage. Zeitschr. f. phys. u. diät. Therap. 1908. Heft 3, 4, 6 u. 7.

Rosenthal, M., Handbuch der Elektrotherapie. Wien 1873.

Rossander, Multiple Neuralgien. Demonstrat. vor d. schwed. Ärzte-Gesellsch. 28. Sept. 1894. Zit. bei Kleen.

Roth, Maxim., Übungstherapie bei Chorea. Zeitschr. f. phys. u. diät. Therap. 1904. Heft 9. S. 1475.

Ruge, H., Die physiologische Wirkung der Massage auf den Muskel. Arch. f. Anat. u. Phys. 1901. S. 466.

Ruge, H., Physiologisches über Muskelmassage. Zeitschr. f. phys. u. diät. Therap. 1902. Heft 3.

Ruge, H., Physiologische Begründung der Massagewirkung. Deutsche Med. Ztg. 1904. S. 653.

Schacht, E., Manuelle vibratorische Behandlung. Balneol. Zentralztg. 1902. Nr. 46/47 u. 49/50.

Schaffer, Tabes dorsalis. Handb. d. Neurol. 2. Bd., Spez. Neurol. 1. Berlin 1911, J. Springer.

Schauffler, Vibratory Massage. Journ. of the med. Soc. of New Jersey 1905. Januar.

Scheiber, Suspensionsmethode. Deutsche med. Wochenschr. 1899. Nr. 18, 22, 27.

Schreiber, Behandlung schwerer Formen von Neuralgien usw. Wien. med. Presse 1881. Nr. 48—51.

Schreiber, Praktische Anleitung zur Behandlung durch Massage usw. Wien 1883.

Schtscherbak, Physiologische Wirkung mechanischer Vibration. Ref. Neurol. Zentralbl. 1904. S. 974, 975.

Siegfried, Dreiradgymnastik. Zeitschr. f. phys. u. diät. Therap. 5. 1901. S. 220.

Siegfried, Vibrationsmassage. Deutsche Med. Ztg. 1901. Nr. 41.

Smitt, Willem, Cellulitiden und Myitiden. Klin. therap. Wochenschr. 1910. Nr. 3.

Starr, Localised transient oedema. New York med. Journ. 1892, 12. September. S. 301.

Straßmann, F., Sport und Frauenkrankheiten, in Weißbeins Hygiene des Sports.

Taskinen, K., Über den Einfluß der Massage auf die Resorption. Zeitschr. f. phys. u. diät. Therap. 16. 1912.

Taskinen, K., Über den Einfluß des Wettlaufens auf den physiologischen Zustand des Körpers etc. Zeitschr. f. phys. u. diät. Therap. 13. 1909/1910.

v. Thanhoffer, Vagus-Reizung. Zentralbl. f. d. med. Wissensch. 1875. S. 403.

Thilo, Zur Behandlung der Gelenkneuralgien. St. Petersburger med. Wochenschrift 1898. Nr. 6.

Thilo, Gymnastische Apparate. Volkmanns klin. Vortr. 1897.
Tigerstedt, Studien über mechanische Nervenreizungen. Helsingfors 1880.
Tobias und Kindler, Physikalische Behandlung der Tabes dorsalis. Berl. klin.
    Wochenschr. 1907. Nr. 9, S. 249.
Valleix, Abhandlung über die Neuralgien. Braunschweig 1852.
Vorstädter, L., Über einige neue Übungsarten zur präzisen und systematischen
    Bewegungstherapie der tabischen Koordinationsstörung. Zentralbl. f. phys.
    u. diät. Therap. 1899. 3. Heft 6.
Vulpius, O., Ein neuer Bewegungsapparat. Münch. med. Wochenschr. 1902.
    Nr. 35.
Weißbein, Hygiene des Sports. Leipzig, Grethlein & Co.
Wide, Nervtrykninger mot neuroser. Hygiea 49.
Witthauer, K., Lehrbuch der Vibrationsmassage. Leipzig 1905.
Wolff, Julius, Heilung des Schreibkrampfes. Hamburg und Leipzig 1895.
Worbs, Kopfschmerz und seine Massagebehandlung nach Cornelius. Deutsche
    med. Wochenschr. 1908. Nr. 12.
Zabludowski, Physiologische Wirkungen der Massage usw. Arch. f. klin. Chir.
    Berlin 1884.
Zabludowski, Über die physiologische Bedeutung der Massage. Zentralbl. f. d.
    med. Wissensch. 1883. Nr. 14.
Zabludowski, Zur Technik der Massage. Arch. f. klin. Chir. 41. 1891. S. 2.
Zabludowski, Zur Therapie der Impotentia virilis. Zeitschr. f. phys. u. diät.
    Therap. 3. 1899. Heft 7 und Zeitschr. f. d. Krankh. d. Harn- u. Sex.-Org.
    10. März 1900.
Zabludowski, Therapie der Erkrankungen der Hoden und deren Adnexe. Leipzig
    1903, Thieme.
Zabludowski, Über Schreiber- und Pianistenkrampf. Volksmanns Sammlung.
    Neue Folge. Heft Nr. 290/291. Leipzig 1901.
Zabludowski, Überanstrengung beim Schreiben und Musizieren. Zeitschr. f.
    phys. u. diät. Therap. 1903/04.
Zabludowski, Prophylaxe und Therapie des Schreib- und Musikkrampfes.
    Monatsschr. f. orthopäd. Chir. März 1904.
Zabludowski, Die Behandlung der chronischen Obstipation. Zeitschr. f. ärztl.
    Fortb. 1905. Nr. 13, 14.
Zabludowski, Zur physikalischen Therapie der habituellen Obstipation und der
    sexuellen Neurasthenie. Berlin 1906, Hirschwald.
Zander, Die Zandersche Gymnastik. Stockholm 1879, Naegström.
v. Ziemssen, Massage mit warmer Dusche im warmen Bade. Deutsche med.
    Wochenschr. 1897. Nr. 34.

# Sach-Register.